中医古籍
白话普及
系列

白话讲记 ⑤

药性歌括四百味

曾培杰——编著
汪雪美 甘金宝——整理

中国科学技术出版社
·北京·

图书在版编目（CIP）数据

《药性歌括四百味》白话讲记. ⑤/曾培杰编著；汪雪美，甘金宝整理. —北京：中国科学技术出版社，2022.10
ISBN 978-7-5046-9526-0

Ⅰ.①药… Ⅱ.①曾…②汪…③甘… Ⅲ.①中药性味-方歌-中国-明代 Ⅳ.① R285.1

中国版本图书馆 CIP 数据核字（2022）第 054201 号

策划编辑	韩 翔 于 雷
责任编辑	王久红
文字编辑	靳 羽
装帧设计	华图文轩
责任印制	徐 飞

出 版	中国科学技术出版社
发 行	中国科学技术出版社有限公司发行部
地 址	北京市海淀区中关村南大街 16 号
邮 编	100081
发行电话	010-62173865
传 真	010-62179148
网 址	http://www.cspbooks.com.cn

开 本	889mm×1194mm 1/32
字 数	114 千字
印 张	8.5
版 次	2022 年 10 月第 1 版
印 次	2022 年 10 月第 1 次印刷
印 刷	运河（唐山）印务有限公司
书 号	ISBN 978-7-5046-9526-0/R • 2875
定 价	26.00 元

（凡购买本社图书，如有缺页、倒页、脱页者，本社发行部负责调换）

内容提要

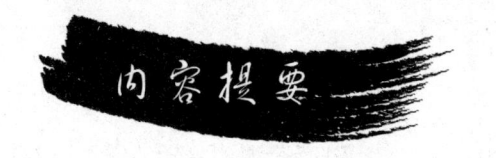

《药性歌括四百味》为明代医家龚廷贤所撰，在医药界流传颇广，影响很大，是一部深受读者欢迎的中医阐释性读物。该书以四言韵语文体，介绍了四百余味常用中药的功效和应用。内容简要，押韵和谐，便于记诵，不失为初学者的良师益友。但因成书年代久远，有些文字比较深奥，错讹之处亦属难免。鉴于此，编者以原著为依托，在无损原著的前提下，结合编者日常所遇病例，采用讲故事的形式，生动形象地讲述了各种药物的性味归经、主治及配伍方法等，轻松达到传播与教授中医文化及中草药知识的目的。本套丛书将四百余味中药划分为110课，方便读者分段学习，有节奏，不枯燥。书中所举病例亦是通俗易懂，实用性强，适合于中医药工作者、中医药院校广大师生及中医药爱好者阅读参考。

前言

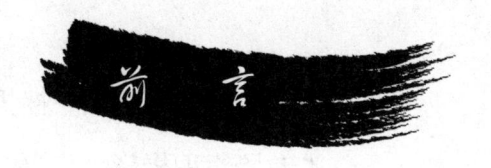

白日不到处,青春恰自来。

苔花如米小,也学牡丹开。

看似平凡的绿草,却是疗愈疾病的要药。
看似普通的树木,却是撑起华屋的栋梁。
看似庸碌的农民,却是养活精英的能手。
即便于卑微的角落,依然绽放青春。
即便于困厄的境遇,依然坚韧挺拔。
即便于琐碎的闲余,依然珍惜精勤。

所谓的卑微、病苦、挫折，只是强者的养料。唯有始终积极者，方能处处阳光，时时青春！

目录

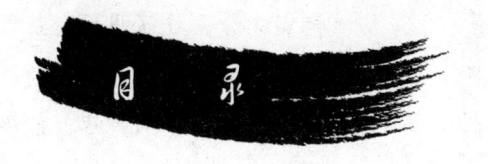

《药性歌括四百味》原文 / 001

第51课　瓦楞子、棕榈子、冬葵子、淫羊藿 / 037

瓦楞子咸，妇人血块，男子痰癖，癥瘕可瘥。
棕榈子苦，禁泄涩痢，带下崩中，肠风堪治。
冬葵子寒，滑胎易产，癃利小便，善通乳难。
淫羊藿辛，阴起阳兴，坚筋益骨，志强力增。

第52课　松脂、覆盆子、合欢皮、金樱子 / 055

松脂味甘，滋阴补阳，驱风安脏，膏可贴疮。
覆盆子甘，肾损精竭，黑须明眸，补虚续绝。
合欢味甘，利人心志，安脏明目，快乐无虑。
金樱子涩，梦遗精滑，禁止遗尿，寸白虫杀。

壹

第53课　楮实、郁李仁、密陀僧、伏龙肝　/　077

楮实味甘，壮筋明目，益气补虚，阳痿当服。
郁李仁酸，破血润燥，消肿利便，关格通导。
密陀僧咸，止痢医痔，能除白癜，诸疮可治。
伏龙肝温，治疫安胎，吐血咳逆，心烦妙哉。

第54课　石灰、穿山甲、蚯蚓、蟾蜍　/　097

石灰味辛，性烈有毒，辟虫立死，堕胎甚速。
穿山甲毒，痔癖恶疮，吹奶肿痛，通经排脓。
蚯蚓气寒，伤寒温病，大热狂言，投之立应。
蟾蜍气凉，杀疳蚀癖，瘟疫能碎，疮毒可祛。

第55课　刺猬皮、蛤蚧、蝼蛄、桑螵蛸　/　117

刺猬皮苦，主医五痔，阴肿疝痛，能开胃气。
蛤蚧味咸，肺痿血咯，传尸劳疰，服之可却。
蝼蛄味咸，治十水肿，上下左右，效不旋踵。
桑螵蛸咸，淋浊精泄，除疝腰疼，虚损莫缺。

第56课　田螺、水蛭、贝子、海螵蛸　/　133

田螺性冷，利大小便，消肿除热，醒酒立见。
水蛭味咸，除积瘀坚，通经堕产，折伤可痊。

贝子味咸，解肌散结，利水消肿，目翳清洁。
海螵蛸咸，漏下赤白，癥瘕疝气，阴肿可得。

第57课　青礞石、磁石、花蕊石、代赭石　/　149

青礞石寒，硝煅金色，坠痰消食，疗效莫测。
磁石味咸，专杀铁毒，若误吞针，系线即出。
花蕊石寒，善止诸血，金疮血流，产后血涌。
代赭石寒，下胎崩带，儿疳泻痢，惊痫呕噫。

第58课　黑铅、狗脊、骨碎补、茜草　/　165

黑铅味甘，止呕反胃，瘰疬外敷，安神定志。
狗脊味甘，酒蒸入剂，腰背膝痛，风寒湿痹。
骨碎补温，折伤骨节，风血积疼，最能破血。
茜草味苦，便衄吐血，经带崩漏，损伤虚热。

第59课　王不留行、狼毒、藜芦、蓖麻子　/　179

王不留行，调经催产，除风痹痛，乳痈当啖。
狼毒味辛，破积痃癖，恶疮鼠瘘，止心腹疼。
藜芦味辛，最能发吐，肠澼泻痢，杀虫消蛊。
蓖麻子辛，吸出滞物，涂顶肠收，涂足胎出。

第60课 荜茇、百部、京墨、女贞子 / 195

荜茇味辛，温中下气，痃癖阴疝，霍乱泻痢。
百部味甘，骨蒸劳瘵，杀疳蛔虫，久嗽功大。
京墨味辛，吐衄下血，产后崩中，止血甚捷。
女贞子苦，黑发乌须，强筋壮力，祛风补虚。

第61课 瓜蒂、罂粟壳、巴豆、夜明砂 / 213

瓜蒂苦寒，善能吐痰，消身肿胀，并治黄疸。
粟壳性涩，泄痢嗽怯，劫病如神，杀人如剑。
巴豆辛热，除胃寒积，破癥消痰，大能通痢。
夜明砂粪，能下死胎，小儿无辜，瘰疬堪裁。

第62课 斑蝥、蚕沙、胡黄连、使君子 / 229

斑蝥有毒，破血通经，诸疮瘰疬，水道能行。
蚕沙性温，湿痹瘾疹，瘫风肠鸣，消渴可饮。
胡黄连苦，治劳骨蒸，小儿疳痢，盗汗虚惊。
使君甘温，消疳消浊，泻痢诸虫，总能除却。

方药集锦 / 246

精彩回顾 / 256

后记 / 258

《药性歌括四百味》原文

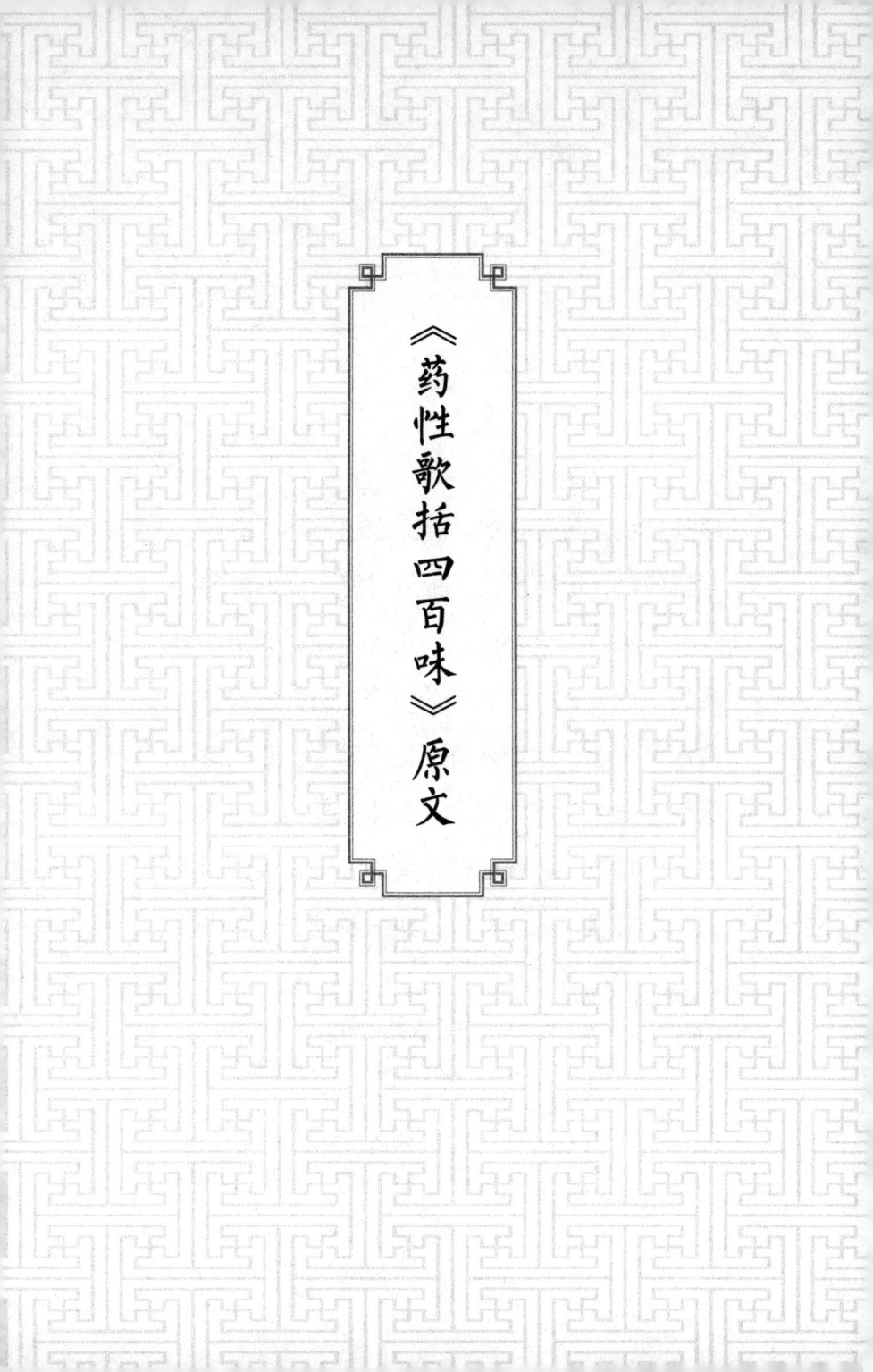

诸药之性，各有其功，温凉寒热，补泻宣通。

君臣佐使，运用于衷，相反畏恶，立见吉凶。

人参[1]味甘，大补元气，止渴生津，调荣养卫。

黄芪[2]性温，收汗固表，托疮生肌，气虚莫少。

白术[3]甘温，健脾强胃，止泻除湿，兼祛痰痞。

茯苓[4]味淡，渗湿利窍，白化痰涎，赤通水道。

甘草[5]甘温，调和诸药，炙则温中，生则泻火。

当归[6]甘温，生血补心，扶虚益损，逐瘀生新。

---

① 去芦用，反藜芦。
② 绵软如箭干者，疮疡生用，补虚蜜水炒用。
③ 去芦油，淘米泔水洗，薄切晒干，或陈土、壁土炒。
④ 去黑皮，中有赤筋，要去净，不损人目。
⑤ 一名国老，能解百毒，反甘遂、海藻、大戟、芫花。
⑥ 酒浸，洗净切片，体肥痰盛，姜汁浸晒。身养血，尾破血，全活血。

白芍①酸寒，能收能补，泻痢腹痛，虚寒勿与。

赤芍②酸寒，能泻能散，破血通经，产后勿犯。

生地③微寒，能消湿热，骨蒸烦劳，养阴凉血。

熟地④微温，滋肾补血，益髓填精，乌须黑发。

麦门⑤甘寒，解渴祛烦，补心清肺，虚热自安。

天门⑥甘寒，肺痿肺痈，消痰止嗽，喘热有功。

黄连⑦味苦，泻心除痞，清热明眸，厚肠止痢。

黄芩⑧苦寒，枯泻肺火，子清大肠，湿热皆可。

黄柏⑨苦寒，降火滋阴，骨蒸湿热，下血堪任。

栀子⑩性寒，解郁除烦，吐衄胃痛，火降小便。

---

① 有生用者，有酒炒用者。
② 宜用生。
③ 一名地髓，怀庆出者，用酒洗，竹刀切片，晒干。
④ 用怀庆生地黄，酒拌蒸至黑色，竹刀切片，勿犯铁器，忌萝卜葱蒜，用姜汁炒，除膈闷。
⑤ 水浸，去心用，不令人烦。
⑥ 水浸，去心皮。
⑦ 去须，下火童便，痰火姜汁，伏火盐汤，气滞火吴萸，肝胆火猪胆，实火朴硝，虚火酒炒。
⑧ 去皮枯朽，或生或酒炒。
⑨ 去粗皮，或生，或酒，或蜜，或童便，或乳汁炒，一名黄蘗。
⑩ 生用清三焦实火，炒黑清三焦郁热，又能清曲屈之火。

连翘①苦寒，能消痈毒，气聚血凝，湿热堪逐。
石膏②大寒，能泻胃火，发渴头痛，解肌立妥。
滑石③沉寒，滑能利窍，解渴除烦，湿热可疗。
贝母④微寒，止嗽化痰，肺痈肺痿，开郁除烦。
大黄苦寒，实热积聚，蠲痰逐水，疏通便闭。
柴胡⑤味苦，能泻肝火，寒热往来，疟疾均可。
前胡⑥微寒，宁嗽化痰，寒热头痛，痞闷能安。
升麻⑦性寒，清胃解毒，升提下陷，牙痛可逐。
桔梗⑧味苦，疗咽痛肿，载药上升，开胸利壅。
紫苏叶⑨辛，风寒发表，梗下诸气，消除胀满。
麻黄⑩味辛，解表出汗，身热头痛，风寒发散。

---

① 去梗心。
② 或生或煅，一名解石。
③ 细腻洁白者佳，粗头青黑者勿用，研末以水飞过。
④ 去心，黄白色轻松者佳。
⑤ 去芦，要北者佳。
⑥ 去芦，要软者佳。
⑦ 去须，青绿者佳。
⑧ 去芦，青白者佳。
⑨ 背面并紫者佳。
⑩ 去根节，宜陈久，止汗用根。

葛根①味甘，祛风发散，温疟往来，止渴解酒。

薄荷②味辛，最清头目，祛风散热，骨蒸宜服。

防风③甘温，能除头晕，骨节痹痛，诸风口噤。

荆芥④味辛，能清头目，表汗祛风，治疮消瘀。

细辛⑤辛温，少阴头痛，利窍通关，风湿皆用。

羌活⑥微温，祛风除湿，身痛头痛，舒筋活络。

独活⑦辛苦，颈项难舒，两足湿痹，诸风能除。

知母⑧味苦，热渴能除，骨蒸有汗，痰咳皆舒。

白芷⑨辛温，阳明头痛，风热瘙痒，排脓通用。

藁本⑩气温，除头巅顶，寒湿可祛，风邪可屏。

香附⑪味甘，快气开郁，止痛调经，更消宿食。

---

① 白粉者佳。
② 一名鸡苏，龙脑者佳，辛香通窍而散风热。
③ 去芦。
④ 一名假苏，用穗又能止冷汗虚汗。
⑤ 华阴者佳，反藜芦，能发少阴之汗。
⑥ 一名羌青，目赤亦要。
⑦ 一名独摇草，又名胡王使者。
⑧ 去皮毛，生用泻胃火，酒炒泻肾火。
⑨ 一名芳香，可作面脂。
⑩ 去芦。
⑪ 即莎草根，忌铁器。

乌药[1]辛温，心腹胀痛，小便滑数，顺气通用。
枳实[2]味苦，消食除痞，破积化痰，冲墙倒壁。
枳壳[3]微寒，快气宽肠，胸中气结，胀满堪尝。
白蔻[4]辛温，能祛瘴翳，温中行气，止呕和胃。
青皮[5]苦温，能攻气滞，削坚平肝，安胃下食。
陈皮[6]辛温，顺气宽膈，留白和胃，消痰去白。
苍术[7]苦温，健脾燥湿，发汗宽中，更祛瘴翳。
厚朴[8]苦温，消胀泄满，痰气泻痢，其功不缓。
南星[9]性热，能治风痰，破伤强直，风搐自安。
半夏[10]味辛，健脾燥湿，痰厥头疼，嗽呕堪入。
藿香[11]辛温，能止呕吐，发散风寒，霍乱为主。

---

[1] 一名旁其，一名天台乌。
[2] 如鹅眼，色黑，陈者佳，水浸去瓤，切片麸炒。
[3] 水浸去瓤，切片麸炒。
[4] 去壳取仁。
[5] 水浸去瓤，切片。
[6] 温水略洗，刮去瓤，又名橘红。
[7] 米泔水浸透，搓去黑皮，切片炒干。
[8] 要厚如紫豆者佳，去粗皮，姜汁炒。
[9] 姜汤泡透，切片用，或为末，包入牛胆内，名曰牛胆南星。
[10] 一名守田，反乌头，滚水泡透，切片，姜汁炒。
[11] 或用叶，或用梗，或梗叶兼用。

槟榔[1]辛温，破气杀虫，祛痰逐水，专除后重。

腹皮[2]微温，能下膈气，安胃健脾，浮肿消去。

香薷[3]味辛，伤暑便涩，霍乱水肿，除烦解热。

扁豆[4]微温，转筋吐泻，下气和中，酒毒能化。

猪苓[5]味淡，利水通淋，消肿除湿，多服损肾。

泽泻[6]甘寒，消肿止渴，除湿通淋，阴汗自遏。

木通[7]性寒，小肠热闭，利窍通经，最能导滞。

车前子[8]寒，溺涩眼赤，小便能通，大便能实。

地骨皮[9]寒，解肌退热，有汗骨蒸，强阴凉血。

木瓜[10]味酸，湿肿脚气，霍乱转筋，足膝无力。

威灵[11]苦温，腰膝冷痛，消痰痃癖，风湿皆用。

---

[1] 如鸡心者佳。
[2] 多有鸩粪毒，用黑豆汤洗净。
[3] 陈久者佳。
[4] 微炒。
[5] 削去黑皮，切片。
[6] 去毛。
[7] 去皮切片。
[8] 去壳。
[9] 去骨。
[10] 酒洗。
[11] 去芦酒洗。

牡丹①苦寒，破血通经，血分有热，无汗骨蒸。
玄参②苦寒，清无根火，消肿骨蒸，补肾亦可。
沙参③味苦，消肿排脓，补肝益肺，退热除风。
丹参④味苦，破积调经，生新去恶，祛除带崩。
苦参⑤味苦，痈肿疮疥，下血肠风，眉脱赤癞。
龙胆苦寒，疗眼赤疼，下焦湿肿，肝经热烦。
五加皮⑥温，祛痛风痹，健步坚筋，益精止沥。
防己气寒，风湿脚痛，热积膀胱，消痈散肿。
地榆⑦沉寒，血热堪用，血痢带崩，金疮止痛。
茯神⑧补心，善镇惊悸，恍惚健忘，兼除怒恚。
远志⑨气温，能祛惊悸，安神镇心，令人多记。
酸枣⑩味酸，敛汗祛烦，多眠用生，不眠用炒。

---

① 去骨。
② 紫黑者佳，反藜芦。
③ 去芦，反藜芦。
④ 反藜芦。
⑤ 反藜芦。
⑥ 此皮浸酒，轻身延寿，宁得一把五加，不用金玉满车。
⑦ 如虚寒水泻，切宜忌之。
⑧ 去皮木。
⑨ 甘草汤浸一宿，去骨晒干。
⑩ 去核取仁。

菖蒲①性温，开心利窍，祛痹除风，出声至妙。
柏子②味甘，补心益气，敛汗润肠，更疗惊悸。
益智③辛温，安神益气，遗溺遗精，呕逆皆治。
甘松味香，善除恶气，治体香肌，心腹痛已。
小茴④性温，能除疝气，腹痛腰疼，调中暖胃。
大茴⑤味辛，疝气脚气，肿痛膀胱，止呕开胃。
干姜⑥味辛，表解风寒，炮苦逐冷，虚寒尤堪。
附子⑦辛热，性走不守，四肢厥冷，回阳功有。
川乌⑧大热，搜风入骨，湿痹寒疼，破积之物。
木香⑨微温，散滞和胃，诸风能调，行肝泻肺。
沉香降气，暖胃追邪，通天彻地，气逆为佳。

---

① 去毛，一寸九节者佳，忌铁器。
② 去壳取仁，即柏仁。
③ 去壳取仁，研碎。
④ 盐酒炒。
⑤ 即怀香子。
⑥ 纸包水浸，火煨，切片慢火煨至极黑，亦有生用者。
⑦ 皮黑，顶正圆，一两一枚者佳，面裹火煨，去皮脐，童便浸一宿，慢火煮，晒干密封，切片用，亦有该用生者。
⑧ 顶歪斜，制同附子。
⑨ 形如枯骨，苦口粘牙者佳。

丁香①辛热，能除寒呕，心腹疼痛，温胃可晓。

砂仁②性温，养胃进食，止痛安胎，通经破滞。

荜澄茄③辛，除胀化食，消痰止哕，能逐寒气。

肉桂④辛热，善通血脉，腹痛虚寒，温补可得。

桂枝小梗，横行手臂，止汗舒筋，治手足痹。

吴萸⑤辛热，能调疝气，脐腹寒疼，酸水能治。

延胡⑥气温，心腹卒痛，通经活血，跌仆血崩。

薏苡⑦味甘，专除湿痹，筋节拘挛，肺痈肺痿。

肉蔻⑧辛温，脾胃虚冷，泻痢不休，功可立等。

草蔻⑨辛温，治寒犯胃，作痛呕吐，不食能食。

诃子⑩味苦，涩肠止痢，痰嗽喘急，降火敛肺。

---

① 雄丁香如钉子长，雌丁香如枣核大。
② 去壳取仁。
③ 系嫩胡椒，青时摘取者是。
④ 去粗皮，不见火，妊娠用要炒黑，厚者肉桂，薄者官桂。
⑤ 去梗，汤泡，微炒。
⑥ 即玄胡索。
⑦ 一名穿谷米，去壳取仁。
⑧ 一名肉果，面包，煨熟切片，纸包，捶去油。
⑨ 建宁有淡红花内白色子是真的。
⑩ 又名诃黎勒，六棱黑色者佳，火煨去核。

草果①味辛，消食除胀，截疟逐痰，解瘟辟瘴。

常山②苦寒，截疟除痰，解伤寒热，水胀能宽。

良姜③性热，下气温中，转筋霍乱，酒食能攻。

山楂④味甘，磨消肉食，疗疝催疮，消膨健胃。

神曲⑤味甘，开胃进食，破结逐痰，调中下气。

麦芽⑥甘温，能消宿食，心腹膨胀，行血散滞。

苏子味辛，祛痰降气，止咳定喘，更润心肺。

白芥子⑦辛，专化胁痰，疟蒸痞块，服之能安。

甘遂⑧苦寒，破癥消痰，面浮蛊胀，利水能安。

大戟⑨甘寒，消水利便，腹胀癥坚，其功瞑眩。

芫花⑩寒苦，能消胀蛊，利水泻湿，止咳痰吐。

---

① 去壳取仁。
② 酒浸切片。
③ 结实秋收名红豆蔻，善解酒毒，余治同。
④ 一名糖球子，俗呼山里红，蒸，去核用。
⑤ 炒黄色。
⑥ 炒，孕妇勿用，恐堕胎元。
⑦ 微炒。
⑧ 反甘草。
⑨ 反甘草。
⑩ 反甘草。

商陆①苦寒，赤白各异，赤者消风，白利水气。

海藻②咸寒，消瘿散疬，除胀破癥，利水通闭。

牵牛③苦寒，利水消肿，蛊胀痃癖，散滞除壅。

葶苈④辛苦，利水消肿，痰咳癥瘕，治喘肺痈。

瞿麦苦寒，专治淋病，且能堕胎，通经立应。

三棱⑤味苦，利血消癖，气滞作痛，虚者当忌。

五灵味甘，血滞腹痛，止血用炒，行血用生。

干漆⑥辛温，通经破瘕，追积杀虫，效如奔马。

蒲黄味甘，逐瘀止崩，补血须炒，破血用生。

苏木甘咸，能行积血，产后血经，兼医仆跌。

桃仁⑦甘平，能润大肠，通经破瘀，血瘕堪尝。

莪术⑧温苦，善破痃癖，止痛消瘀，通经最宜。

姜黄味辛，消痈破血，心腹结痛，下气最捷。

---

① 一名章柳。
② 与海带、昆布，散结溃坚功同，反甘草。
③ 黑者属水力速，白者属金力迟，并取头末用。
④ 隔纸略炒。
⑤ 去毛，火煨，切片，醋炒。
⑥ 捣，炒令烟尽，生则损人伤胃。
⑦ 汤浸，尖皮皆去尽，研如泥。
⑧ 去根，火煨，切片，醋炒。

郁金味苦，破血行气，血淋溺血，郁结能舒。
金银花^①甘，疗痈无对，未成则散，已成则溃。
漏芦^②性寒，祛恶疮毒，补血排脓，生肌长肉。
蒺藜味苦，疗疮瘙痒，白癜头疮，翳除目朗。
白及味苦，功专收敛，肿毒疮疡，外科最善。
蛇床辛苦，下气温中，恶疮疥癞，逐瘀祛风。
天麻味甘，能祛头眩，小儿惊痫，拘挛瘫痪。
白附辛温，治面百病，血痹风疮，中风痰症。
全蝎味辛，祛风痰毒，口眼㖞斜，风痫发搐。
蝉蜕甘寒，消风定惊，杀疳除热，退翳侵睛。
僵蚕^③味咸，诸风惊痫，湿痰喉痹，疮毒瘢痕。
蜈蚣^④味辛，蛇虺恶毒，镇惊止痉，堕胎逐瘀。
木鳖甘寒，能追疮毒，乳痈腰疼，消肿最速。
蜂房咸苦，惊痫瘛疭，牙疼肿毒，瘰疬乳痈。

---

① 一名忍冬，一名鹭鸶藤，一名金钗股，一名老翁须。
② 一名野兰。
③ 去丝酒炒。
④ 头足赤者佳，炙黄，去头足。

花蛇①温毒，瘫痪喎斜，大风疥癞，诸毒称佳。
蛇蜕咸平，能除翳膜，肠痔蛊毒，惊痫搐搦。
槐花味苦，痔漏肠风，大肠热痢，更杀蛔虫。
鼠粘子②辛，能除疮毒，瘾疹风热，咽痛可逐。
茵陈味苦，退疸除黄，泻湿利水，清热为凉。
红花辛温，最消瘀热，多则通经，少则养血。
蔓荆子苦，头痛能医，拘挛湿痹，泪眼堪除。
兜铃③苦寒，能熏痔漏，定喘消痰，肺热久嗽。
百合味甘，安心定胆，止嗽消浮，痈疽可啖。
秦艽④微寒，除湿荣筋，肢节风痛，下血骨蒸。
紫菀⑤苦辛，痰喘咳逆，肺痈吐脓，寒热并济。
款花⑥甘温，理肺消痰，肺痈喘咳，补劳除烦。
金沸草⑦温，消痰止嗽，明目祛风，逐水尤妙。

---

① 两鼻孔，四獠牙，头戴二十四朵花，尾上有个佛指甲，是出蕲州者佳。
② 一名牛蒡子，一名大力子，一名恶实。
③ 去隔膜根，名青木香，散气。
④ 新好罗纹者佳。
⑤ 去头。
⑥ 要嫩茸，去本。
⑦ 一名旋覆花，一名金钱花。

桑皮①甘辛，止嗽定喘，泻肺火邪，其功不浅。

杏仁②温苦，风寒喘嗽，大肠气闭，便难切要。

乌梅酸温，收敛肺气，止渴生津，能安泻痢。

天花粉寒，止渴祛烦，排脓消毒，善除热痰。

瓜蒌仁③寒，宁嗽化痰，伤寒结胸，解渴止烦。

密蒙花④甘，主能明目，虚翳青盲，服之效速。

菊花⑤味甘，除热祛风，头晕目赤，收泪殊功。

决明子甘，能祛肝热，目痛收泪，仍止鼻血。

犀角酸寒，化毒辟邪，解热止血，消肿毒蛇。

羚羊角寒，明目清肝，祛惊解毒，神志能安。

龟甲⑥味甘，滋阴补肾，止血续筋，更医颅囟。

木贼味甘，祛风退翳，能止月经，更消积聚。

鳖甲⑦咸平，劳嗽骨蒸，散瘀消肿，祛痞除癥。

---

① 风寒新嗽生用，虚劳久嗽，蜜水炒用，去红皮。
② 单仁者，泡去皮尖，麸炒入药，双仁者有毒，杀人，勿用。
③ 去壳用仁，重纸包，砖压掺之，只一度去油用。
④ 酒洗，蒸过晒干。
⑤ 家园内味甘黄小者佳，去梗。
⑥ 即败龟板。
⑦ 去裙，蘸醋炙黄。

桑上寄生，风湿腰痛，止漏安胎，疮疡亦用。

火麻①味甘，下乳催生，润肠通结，小水能行。

山豆根②苦，疗咽痛肿，敷蛇虫伤，可救急用。

益母草③苦，女科为主，产后胎前，生新祛瘀。

紫草咸寒，能通九窍，利水消膨，痘疹最要。

紫葳④味酸，调经止痛，崩中带下，癥瘕通用。

地肤子⑤寒，祛膀胱热，皮肤瘙痒，除热甚捷。

楝根性寒，能追诸虫，疼痛立止，积聚立通。

樗根⑥味苦，泻痢带崩，肠风痔漏，燥湿涩精。

泽兰甘苦，痈肿能消，打仆伤损，肢体虚浮。

牙皂⑦味辛，通关利窍，敷肿痛消，吐风痰妙。

芜荑味辛，驱邪杀虫，痔瘘癣疥，化食除风。

雷丸⑧味苦，善杀诸虫，癫痫蛊毒，治儿有功。

---

① 微炒，砖擦去壳，取仁。
② 俗名金锁匙。
③ 一名茺蔚子。
④ 即凌霄花。
⑤ 一名铁扫帚子。
⑥ 去粗皮，取二層白皮，切片酒炒。
⑦ 去弦子粗皮，不蛀者佳。
⑧ 赤者杀人，白者佳，甘草煎水泡一宿。

胡麻仁①甘，疗肿恶疮，熟补虚损，筋壮力强。

苍耳子苦，疥癣细疮，驱风湿痹，瘙痒堪尝。

蕤仁味甘，风肿烂弦，热胀胬肉，眼泪立痊。

青葙子苦，肝脏热毒，暴发赤障，青盲可服。

谷精草②辛，牙齿风痛，口疮咽痹，眼翳通用。

白薇大寒，疗风治疟，人事不知，昏厥堪却。

白蔹微寒，儿疟惊痫，女阴肿痛，痈疔可啖。

青蒿气寒，童便熬膏，虚热盗汗，除骨蒸劳。

茅根味甘，通关逐瘀，止吐衄血，客热可去。

大小蓟苦，消肿破血，吐衄咯唾，崩漏可啜。

枇杷叶③苦，偏理肺脏，吐秽不止，解酒清上。

射干④味苦，逐瘀通经，喉痹口臭，痈毒堪凭。

鬼箭羽⑤苦，通经堕胎，杀虫破结，驱邪除乖。

夏枯草⑥苦，瘰疬瘿瘤，破癥散结，湿痹能瘳。

---

① 一名巨胜，黑者佳。
② 一名戴星草。
③ 布拭去毛。
④ 一名乌翣根。
⑤ 一名卫矛。
⑥ 冬至后发生，夏至时枯。

卷柏味辛，癥瘕血闭，风眩痿躄，更驱鬼疰。

马鞭味苦，破血通经，癥瘕痞块，服之最灵。

鹤虱味苦，杀虫追毒，心腹卒痛，蛔虫堪逐。

白头翁寒，散癥逐血，瘿疬疟疝，止痛百节。

旱莲草甘，生须黑发，赤痢堪止，血流可截。

慈菇辛苦，疗肿痈疽，恶疮瘾疹，蛇虺并施。

榆皮① 味甘，通水除淋，能利关节，敷肿痛定。

钩藤② 微寒，疗儿惊痫，手足瘛疭，抽搐口眼。

豨莶③ 味苦，追风除湿，聪耳明目，乌须黑发。

辛夷④ 味辛，鼻塞流涕，香臭不闻，通窍之剂。

续随子⑤ 辛，恶疮蛊毒，通经消积，不可过服。

海桐皮苦，霍乱久痢，疳𧏾疥癣，牙痛亦治。

石楠藤⑥ 辛，肾衰脚弱，风淫湿痹，堪为妙药。

---

① 取里面白皮，切片晒干。
② 苗类钓钩，故曰钩藤。
③ 蜜同酒浸，九晒为丸服。
④ 去心毛。
⑤ 一名千金子，一名拒冬实，去皮壳，取仁，纸包，压去油。
⑥ 一名鬼目。

大青气寒，伤寒热毒，黄汗黄疸，时疫宜服。

侧柏叶苦，吐衄崩痢，能生须眉，除湿之剂。

槐实①味苦，阴疮湿痒，五痔肿痛，止血极莽。

瓦楞子②咸，妇人血块，男子痰癖，癥瘕可瘥。

棕榈子苦，禁泄涩痢，带下崩中，肠风堪治。

冬葵子③寒，滑胎易产，癃利小便，善通乳难。

淫羊藿④辛，阴起阳兴，坚筋益骨，志强力增。

松脂⑤味甘，滋阴补阳，驱风安脏，膏可贴疮。

覆盆子⑥甘，肾损精竭，黑须明眸，补虚续绝。

合欢⑦味甘，利人心志，安脏明目，快乐无忧。

金樱子⑧涩，梦遗精滑，禁止遗尿，寸白虫杀。

楮实味甘，壮筋明目，益气补虚，阳痿当服。

---

① 即槐角黑子也。
② 即蚶子壳，火煅醋淬。
③ 即葵菜子。
④ 即仙灵脾，俗呼三枝九叶草也。
⑤ 一名沥青。
⑥ 去蒂。
⑦ 即交枝树。
⑧ 霜后红熟，去核。

郁李仁①酸，破血润燥，消肿利便，关格通导。
密陀僧咸，止痢医痔，能除白癜，诸疮可治。
伏龙肝②温，治疫安胎，吐血咳逆，心烦妙哉。
石灰味辛，性烈有毒，辟虫立死，堕胎甚速。
穿山甲③毒，痔癖恶疮，吹奶肿痛，通经排脓。
蚯蚓气寒，伤寒温病，大热狂言，投之立应。
蟾蜍气凉，杀疳蚀癖，瘟疫能碎，疮毒可祛。
刺猬皮苦，主医五痔，阴肿疝痛，能开胃气。
蛤蚧味咸，肺痿血咯，传尸劳瘵，服之可却。
蝼蛄味咸，治十水肿，上下左右，效不旋踵。
桑螵蛸咸，淋浊精泄，除疝腰疼，虚损莫缺。
田螺④性冷，利大小便，消肿除热，醒酒立见。
水蛭⑤味咸，除积瘀坚，通经堕产，折伤可痊。
贝子味咸，解肌散结，利水消肿，目翳清洁。

---

① 破核取仁，汤泡去皮，研碎。
② 取年深色变褐者佳。
③ 用甲剉碎，土炒成珠。
④ 浊酒煮熟，挑肉食之。
⑤ 即马蝗蜞。

海螵蛸①咸，漏下赤白，癥瘕疝气，阴肿可得。
青礞石②寒，硝煅金色，坠痰消食，疗效莫测。
磁石味咸，专杀铁毒，若误吞针，系线即出。
花蕊石③寒，善止诸血，金疮血流，产后血涌。
代赭石寒，下胎崩带，儿疳泻痢，惊痫呕哕。
黑铅味甘，止呕反胃，瘰疬外敷，安神定志。
狗脊④味甘，酒蒸入剂，腰背膝痛，风寒湿痹。
骨碎补⑤温，折伤骨节，风血积疼，最能破血。
茜草味苦，便衄吐血，经带崩漏，损伤虚热。
王不留行⑥，调经催产，除风痹痛，乳痈当啖。
狼毒味辛，破积瘕癥，恶疮鼠瘘，止心腹疼。
藜芦⑦味辛，最能发吐，肠澼泻痢，杀虫消蛊。

---

① 一名乌贼鱼骨。
② 用焰硝同入锅内，火煅如金色者。
③ 火煅研。
④ 根类金毛狗脊。
⑤ 去毛，即胡孙良姜。
⑥ 即剪金子花，取酒蒸，火焙干。
⑦ 取根去头，用川黄连为使，恶大黄，畏葱白，反芍药、细辛、人参、沙参、玄参、丹参、苦参，切忌同用。

蓖麻子①辛，吸出滞物，涂顶肠收，涂足胎出。
荜茇味辛，温中下气，痃癖阴疝，霍乱泻痢。
百部味甘，骨蒸劳瘵，杀疳蛔虫，久嗽功大。
京墨味辛，吐衄下血，产后崩中，止血甚捷。
女贞子②苦，黑发乌须，强筋壮力，祛风补虚。
瓜蒂③苦寒，善能吐痰，消身肿胀，并治黄疸。
粟壳④性涩，泄痢嗽怯，劫病如神，杀人如剑。
巴豆⑤辛热，除胃寒积，破癥消痰，大能通利。
夜明砂⑥粪，能下死胎，小儿无辜，瘰疬堪裁。
斑蝥⑦有毒，破血通经，诸疮瘰疬，水道能行。
蚕沙性温，湿痹瘾疹，瘫风肠鸣，消渴可饮。
胡黄连⑧苦，治劳骨蒸，小儿疳痢，盗汗虚惊。

---

① 去壳取仁。
② 一名冬青子。
③ 即北方甜瓜蒂也，一名苦丁香，散用则吐，丸用则泻。
④ 不可轻用，蜜水炒。
⑤ 一名江子，一名巴椒，反牵牛，去壳，看症制用。
⑥ 一名伏翼粪，一名蝙蝠屎。
⑦ 去头翅足，米炒熟用。
⑧ 折断一线烟出者佳，忌猪肉。

使君①甘温，消疳消浊，泻痢诸虫，总能除却。

赤石脂②温，保固肠胃，溃疡生肌，涩精泻痢。

青黛③咸寒，能平肝木，惊痫疳痢，兼除热毒。

阿胶④甘平，止咳脓血，吐衄胎崩，虚羸可啜。

白矾⑤味酸，化痰解毒，治症多能，难以尽述。

五倍⑥苦酸，疗齿疳䘌，痔痛疮脓，兼除风热。

玄明粉⑦辛，能蠲宿垢，化积消痰，诸热可疗。

通草味甘，善治膀胱，消痈散肿，能医乳房。

枸杞⑧甘平，添精补髓，明目祛风，阴兴阳起。

黄精⑨味甘，能安脏腑，五劳七伤，此药大补。

何首乌⑩甘，添精种子，黑发悦颜，强身延纪。

---

① 微火煨，去壳取仁。
② 色赤黏舌为良，火煅，醋淬，研碎。
③ 即靛花。
④ 要金井者佳，蛤粉炒成珠。
⑤ 火煅过，名枯矾。
⑥ 一名文蛤，一名百虫仓，百药煎即此造成。
⑦ 用朴硝，以萝卜同制过者是。
⑧ 紫熟味甘膏润者佳，去梗蒂。
⑨ 与钩吻略同，切勿误用，洗净，九蒸九晒。
⑩ 赤白兼用，泔浸，过一宿捣碎。

五味①酸温，生津止渴，久嗽虚劳，肺肾枯竭。

山茱②性温，涩精益髓，肾虚耳鸣，腰膝痛止。

石斛③味甘，却惊定志，壮骨补虚，善驱冷痹。

破故纸④温，腰膝酸痛，兴阳固精，盐酒炒用。

薯蓣⑤甘温，理脾止泻，益肾补中，诸虚可治。

苁蓉⑥味甘，峻补精血，若骤用之，更动便滑。

菟丝⑦甘平，梦遗滑精，腰痛膝冷，添髓壮筋。

牛膝⑧味苦，除湿痹痿，腰膝酸疼，小便淋沥。

巴戟⑨辛甘，大补虚损，精滑梦遗，强筋固本。

仙茅味辛，腰足挛痹，虚损劳伤，阳道兴起。

牡蛎⑩微寒，涩精止汗，崩带胁痛，老痰祛散。

---

① 风寒咳嗽用南，虚损劳伤用北，去梗。
② 酒蒸，去核选肉，其核勿用，恐其滑精难治。
③ 去根，如金色者佳。
④ 一名补骨脂，盐酒洗炒。
⑤ 一名山药，一名山芋，怀庆者佳。
⑥ 酒洗，去鳞用，除心内膜筋。
⑦ 水洗净，热酒砂罐煨烂，捣碎晒干，合药同麝末为丸，不堪作汤。
⑧ 怀庆者佳，去芦酒洗。
⑨ 肉厚连珠者佳，酒浸过宿，捶去骨，晒干，俗名二蔓草。
⑩ 左顾大者佳，火煅红，研。

楝子① 苦寒，膀胱疝气，中湿伤寒，利水之剂。

萆薢② 甘苦，风寒湿痹，腰背冷痛，添精益气。

续断③ 味辛，接骨续筋，跌仆折损，且固遗精。

龙骨④ 味甘，梦遗精泄，崩带肠痈，惊痫风热。

人之头发⑤，补阴甚捷，吐衄血晕，风惊痫热。

鹿茸⑥ 甘温，益气补阳，泄精尿血，崩带堪尝。

鹿角胶温，吐衄虚羸，跌仆伤损，崩带安胎。

腽肭脐⑦ 热，补益元阳，固精起痿，疬癖劳伤。

紫河车⑧ 甘，疗诸虚损，劳瘵骨蒸，滋培根本。

枫香味辛，外科要药，瘙疮瘾疹，齿痛亦可。

檀香味辛，开胃进食，霍乱腹痛，中恶移气。

---

① 即金铃子，酒浸，蒸，去皮核。
② 白者为佳，酒浸切片。
③ 酒洗切片，如鸡脚者佳。
④ 火煅。
⑤ 一名血余。
⑥ 燎去毛，或酒或酥炙令脆。
⑦ 酒浸，微炙令香。
⑧ 一名混沌皮，一名混元衣，即胞衣也。长流水洗净，或新瓦烘干，或用甑蒸烂，忌铁器。

安息香①辛，驱除秽恶，开窍通关，死胎能落。

苏合香甘，祛痰辟秽，蛊毒痫痓，梦魇能去。

熊胆味苦，热蒸黄疸，恶疮虫痔，五疳惊痫。

硇砂②有毒，溃痈烂肉，除翳生肌，破癥消毒。

硼砂③味辛，疗喉肿痛，膈上热痰，噙化立中。

朱砂④味甘，镇心养神，祛邪解毒，定魄安魂。

硫黄性热，扫除疥疮，壮阳逐冷，寒邪敢当。

龙脑⑤味辛，目痛头痹，狂躁妄语，真为良剂。

芦荟⑥气寒，杀虫消疳，癫痫惊搐，服之立安。

天竺黄⑦甘，急慢惊风，镇心解热，化痰有功。

麝香⑧辛温，善通关窍，辟秽安惊，解毒甚妙。

乳香⑨辛苦，疗诸恶疮，生肌止痛，心腹尤良。

---

① 黑黄色。
② 水飞，去土石，生用败肉，火煅可用。
③ 大块光莹者佳。
④ 生即无害，炼服即能杀人。
⑤ 即冰片。
⑥ 俗名象胆。
⑦ 出天竺国。
⑧ 不见火。
⑨ 去砂石用，灯心同研。

没药苦平，治疮止痛，跌打损伤，破血通用。

阿魏性温，除癥破结，止痛杀虫，传尸可灭。

水银性寒，治疥杀虫，断绝胎孕，催生立通。

轻粉性燥，外科要药，杨梅诸疮，杀虫可托。

砒霜①大毒，风痰可吐，截疟除哮，能消沉痼。

雄黄苦辛，辟邪解毒，更治蛇虺，喉风息肉。

珍珠气寒，镇惊除痫，开聋磨翳，止渴坠痰。

牛黄味苦，大治风痰，定魄安魂，惊痫灵丹。

琥珀②味甘，安魂定魄，破瘀消癥，利水通涩。

血竭③味咸，跌仆损伤，恶毒疮痈，破血有谁。

石钟乳甘，气乃慓悍，益气固精，治目昏暗。

阳起石④甘，肾气乏绝，阴痿不起，其效甚捷。

桑椹子甘，解金石燥，清除热渴，染须发皓。

蒲公英⑤苦，溃坚消肿，结核能除，食毒堪用。

---

① 一名人言，一名信，所畏绿豆、冷水、米醋、姜肉，误中毒，服其中一味即解。
② 拾起草芥者佳。
③ 一名麒麟竭，敲断，有镜脸光者是。
④ 火煅，酒淬七次，再酒煮半日，研细。
⑤ 一名黄花地丁草。

石韦味苦，通利膀胱，遗尿或淋，发背疮疡。
萹蓄味苦，疗瘙疳痔，小儿蛔虫，女人阴蚀。
鸡内金寒，溺遗精泄，禁痢漏崩，更除烦热。
鲤鱼味甘，消水肿满，下气安胎，其功不缓。
芡实①味甘，能益精气，腰膝酸疼，皆主湿痹。
石莲子苦，疗噤口痢，白浊遗精，清心良剂。
藕味甘寒，解酒清热，消烦逐瘀，止吐衄血。
龙眼味甘，归脾益智，健忘怔忡，聪明广记。
莲须味甘，益肾乌须，涩精固髓，悦颜补虚。
石榴皮酸，能禁精漏，止痢涩肠，染须尤妙。
陈仓谷米②，调和脾胃，解渴除烦，能止泻痢。
莱菔子③辛，喘咳下气，倒壁冲墙，胀满消去。
砂糖味甘，润肺利中，多食损齿，湿热生虫。
饴糖味甘，和脾润肺，止咳消痰，中满休食。
麻油性冷，善解诸毒，百病能治，功难悉述。

---

① 一名鸡头，去壳取仁。
② 愈陈愈佳，黏米陈粟米功同。
③ 即萝卜子也。

白果①甘苦，喘嗽白浊，点茶压酒，不可多嚼。

胡桃肉甘，补肾黑发，多食生痰，动气之物。

梨②味甘酸，解酒除渴，止嗽消痰，善驱烦热。

榧实味甘，主疗五痔，蛊毒三虫，不可多食。

竹茹止呕，能除寒热，胃热咳哕，不寐安歇。

竹叶③味甘，退热安眠，化痰定喘，止渴消烦。

竹沥④味甘，阴虚痰火，汗热烦渴，效如开锁。

莱菔根⑤甘，下气消谷，痰癖咳嗽，兼解面毒。

灯草味甘，能利小便，癃闭成淋，湿肿为最。

艾叶⑥温平，温经散寒，漏血安胎，心痛即安。

绿豆气寒，能解百毒，止渴除烦，诸热可服。

川椒⑦辛热，祛邪逐寒，明目杀虫，温而不猛。

胡椒味辛，心腹冷痛，下气温中，跌仆堪用。

---

① 一名银杏。
② 勿多食，令人寒中作泻，产妇金疮属血虚，切忌。
③ 味淡者佳。
④ 截尺余，直劈数片，两砖架起，火烘，两头流沥，每沥一盏，姜汁二匙。
⑤ 俗云萝卜。
⑥ 宜陈久者佳，揉烂醋浸炒之。
⑦ 去目微炒。

石蜜甘平，入药炼熟，益气补中，润燥解毒。

马齿苋寒，青盲白翳，利便杀虫，癥痫咸治。

葱白①辛温，发表出汗，伤寒头痛，肿痛皆散。

胡荽味辛，上止头痛，内消谷食，痘疹发生。

韭味辛温，祛除胃寒，汁清血瘀，子医梦泄。

大蒜辛温，化肉消谷，解毒散痈，多用伤目。

食盐味咸，能吐中痰，心腹卒痛，过多损颜。

茶茗性苦，热渴能济，上清头目，下消食气。

酒②通血脉，消愁遣兴，少饮壮神，过多损命。

醋③消肿毒，积瘕可去，产后金疮，血晕皆治。

淡豆豉④寒，能除懊憹，伤寒头痛，兼理瘴气。

莲子⑤味甘，健脾理胃，止泻涩精，清心养气。

大枣味甘，调和百药，益气养脾，中满休嚼。

生姜⑥性温，通畅神明，痰嗽呕吐，开胃极灵。

---

① 忌与蜜同食。
② 用无灰酒，凡煎药入酒，药热方入。
③ 一名苦酒，用味酸者。
④ 用江西淡豉黑豆造者。
⑤ 食不去心，恐成卒暴霍乱。
⑥ 去皮即热，留皮即冷。

桑叶性寒，善散风热，明目清肝，又兼凉血。
浮萍辛寒，发汗利尿，透疹散邪，退肿有效。
柽柳甘咸，透疹解毒，熏洗最宜，亦可内服。
胆矾酸寒，涌吐风痰，癫痫喉痹，烂眼牙疳。
番泻叶寒，食积可攻，肿胀皆逐，便秘能通。
寒水石咸，能清大热，兼利小便，又能凉血。
芦根甘寒，清热生津，烦渴呕吐，肺痈尿频。
银柴胡寒，虚热能清，又兼凉血，善治骨蒸。
丝瓜络甘，通络行经，解毒凉血，疮肿可平。
秦皮苦寒，明目涩肠，清火燥湿，热痢功良。
紫花地丁，性寒解毒，痈肿疔疮，外敷内服。
败酱微寒，善治肠痈，解毒行瘀，止痛排脓。
红藤苦平，消肿解毒，肠痈乳痈，疗效迅速。
鸦胆子苦，治痢杀虫，疟疾能止，赘疣有功。
白鲜皮寒，疥癣疮毒，痹痛发黄，湿热可逐。
土茯苓平，梅毒宜服，既能利湿，又可解毒。
马勃味辛，散热清金，咽痛咳嗽，吐衄失音。
橄榄甘平，清肺生津，解河豚毒，治咽喉痛。

蕺菜微寒，肺痈宜服，熏洗痔疮，消肿解毒。
板蓝根寒，清热解毒，凉血利咽，大头瘟毒。
西瓜甘寒，解渴利尿，天生白虎，清暑最好。
荷叶苦平，暑热能除，升清治泻，止血散瘀。
豆卷甘平，内清湿热，外解表邪，湿热最宜。
佩兰辛平，芳香辟秽，祛暑和中，化湿开胃。
冬瓜子寒，利湿清热，排脓消肿，化痰亦良。
海金沙寒，淋病宜用，湿热可除，又善止痛。
金钱草咸，利尿软坚，通淋消肿，结石可痊。
赤小豆平，活血排脓，又能利水，退肿有功。
泽漆微寒，逐水捷效，退肿祛痰，兼治瘰疬。
葫芦甘平，通利小便，兼治心烦，退肿最善。
半边莲辛，能解蛇毒，痰喘能平，腹水可逐。
海风藤辛，痹证宜用，除湿祛风，通络止痛。
络石微寒，经络能通，祛风止痛，凉血消痈。
桑枝苦平，通络祛风，痹痛拘挛，脚气有功。
千年健温，除湿祛风，强筋健骨，痹痛能攻。
松节苦温，燥湿祛风，筋骨酸痛，用之有功。

伸筋草温，祛风止痛，通络舒筋，痹痛宜用。

虎骨味辛，健骨强筋，散风止痛，镇惊安神。

乌梢蛇平，无毒性善，功同白花，作用较缓。

夜交藤平，失眠宜用，皮肤痒疮，肢体酸痛。

玳瑁甘寒，平肝镇心，神昏痉厥，热毒能清。

石决明咸，眩晕目昏，惊风抽搐，劳热骨蒸。

香橼性温，理气疏肝，化痰止呕，胀痛皆安。

佛手性温，理气宽胸，疏肝解郁，胀痛宜用。

薤白苦温，辛滑通阳，下气散结，胸痹宜尝。

荔枝核温，理气散寒，疝瘕腹痛，服之俱安。

柿蒂苦涩，呃逆能医，柿霜甘凉，燥咳可治。

刀豆甘温，味甘补中，气温暖肾，止呃有功。

九香虫温，胃寒宜用，助阳温中，理气止痛。

玫瑰花温，疏肝解郁，理气调中，行瘀活血。

紫石英温，镇心养肝，惊悸怔忡，子宫虚寒。

仙鹤草涩，收敛补虚，出血可止，劳伤能愈。

三七性温，止血行瘀，消肿定痛，内服外敷。

百草霜温，止血功良，化积止泻，外用疗疮。

降香性温，止血行瘀，辟恶降气，胀痛皆除。
川芎辛温，活血通经，除寒行气，散风止痛。
月季花温，调经宜服，瘰疬可治，又消肿毒。
刘寄奴苦，温通行瘀，消胀定痛，止血外敷。
自然铜辛，接骨续筋，既散瘀血，又善止痛。
皂角刺温，消肿排脓，疮癣瘙痒，乳汁不通。
虻虫微寒，逐瘀散结，癥瘕蓄血，药性猛烈。
䗪虫咸寒，行瘀通经，破癥消瘕，接骨续筋。
党参甘平，补中益气，止渴生津，邪实者忌。
太子参凉，补而能清，益气养胃，又可生津。
鸡血藤温，血虚宜用，月经不调，麻木酸痛。
冬虫夏草，味甘性温，虚劳咳血，阳痿遗精。
锁阳甘温，壮阳补精，润燥通便，强骨养筋。
葫芦巴温，逐冷壮阳，寒疝腹痛，脚气宜尝。
杜仲甘温，腰痛脚弱，阳痿尿频，安胎良药。
沙苑子温，补肾固精，养肝明目，并治尿频。
玉竹微寒，养阴生津，燥热咳嗽，烦渴皆平。
鸡子黄甘，善补阴虚，除烦止呕，疗疮熬涂。

谷芽甘平，养胃健脾，饮食停滞，并治不饥。

白前微温，降气下痰，咳嗽喘满，服之皆安。

胖大海淡，清热开肺，咳嗽咽疼，音哑便秘。

海浮石咸，清肺软坚，痰热喘咳，瘰疬能痊。

昆布咸寒，软坚清热，瘿瘤癥瘕，瘰疬痰核。

海蛤壳咸，软坚散结，清肺化痰，利尿止血。

海蜇味咸，化痰散结，痰热咳嗽，并消瘰疬。

荸荠微寒，痰热宜服，止渴生津，滑肠明目。

禹余粮平，止泻止血，固涩下焦，泻痢最宜。

小麦甘凉，除烦养心，浮麦止汗，兼治骨蒸。

贯众微寒，解毒清热，止血杀虫，预防瘟疫。

南瓜子温，杀虫无毒，血吸绦蛔，大剂吞服。

铅丹微寒，解毒生肌，疮疡溃烂，外敷颇宜。

樟脑辛热，开窍杀虫，理气辟浊，除痒止疼。

炉甘石平，去翳明目，生肌敛疮，燥湿解毒。

大风子热，善治麻风，疥疮梅毒，燥湿杀虫。

孩儿茶凉，收湿清热，生肌敛疮，定痛止血。

木槿皮凉，疥癣能愈，杀虫止痒，浸汁外涂。

蚤休微寒，清热解毒，痈疽蛇伤，惊痫发搐。
番木鳖寒，消肿通络，喉痹痈疡，瘫痪麻木。
药四百余，精制不同，生熟新久，炮煅炙烘。
汤丸膏散，各起疲癃，合宜而用，乃是良工。
云林歌括，可以训蒙，略陈梗概，以候明公。
理加斫削，济世无穷。

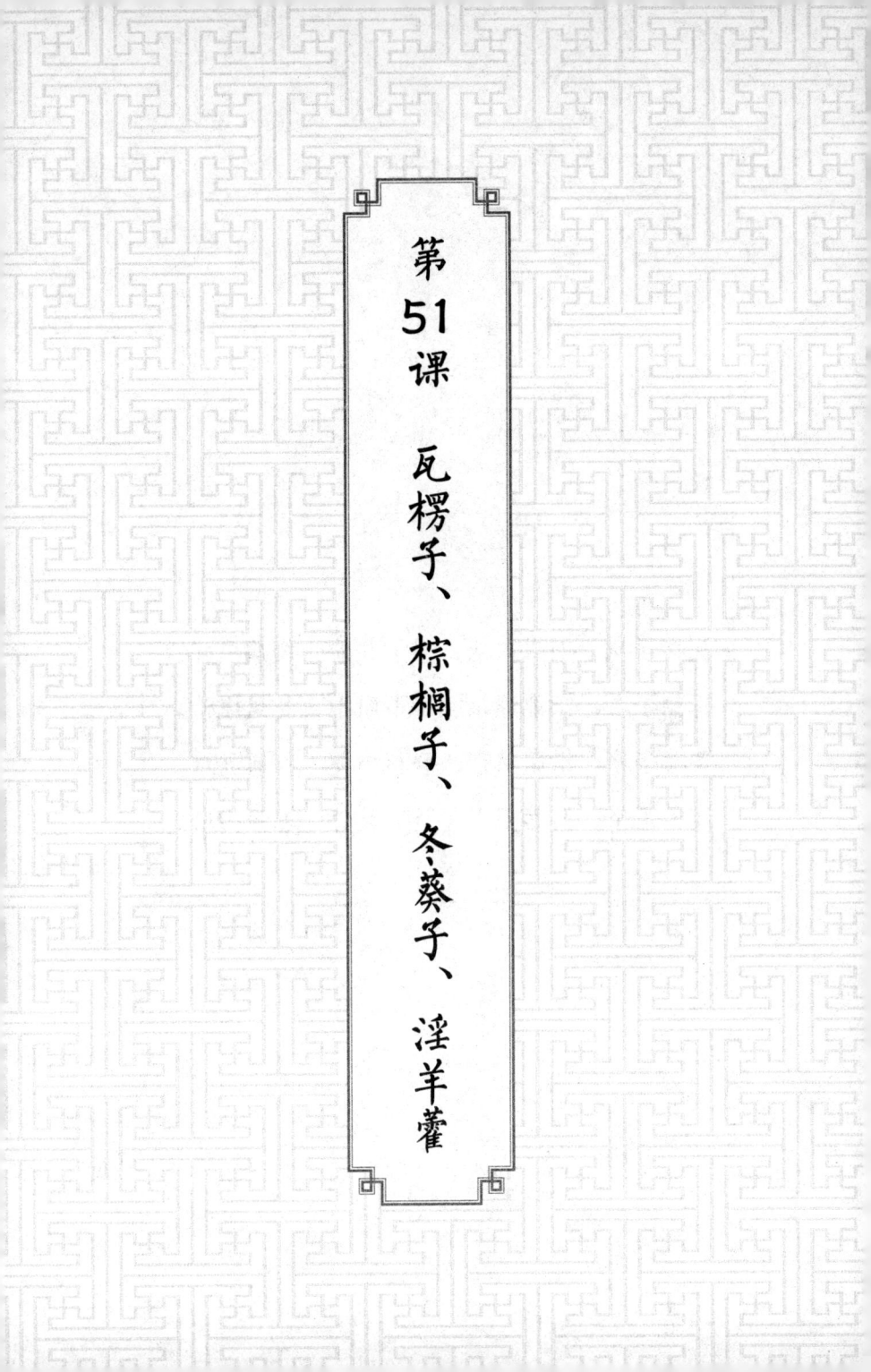

第51课 瓦楞子、棕榈子、冬葵子、淫羊藿

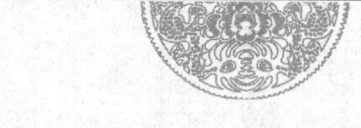

瓦楞子咸，妇人血块，男子痰癖，癥瘕可瘥。

棕榈子苦，禁泄涩痢，带下崩中，肠风堪治。

冬葵子寒，滑胎易产，癃利小便，善通乳难。

淫羊藿辛，阴起阳兴，坚筋益骨，志强力增。

12 月 25 日

晴

湖心亭公园

准备好没有啊,今天看看《药性歌括四百味》的哪四味?

昨天我到东莞讲学,台下有1300多名观众,由于座位不够,后面的很多观众,包括工作人员都是站着听的。太阳很猛烈,大家从2点半站到4点半,足足在太阳底下站了两个小时。

工作人员跟我说,听课时,站着不觉累,晒着不觉热。他越听,感觉从头到脚越清凉。

我说:"这就是我理想的效果。"我们将来把讲学练好,练到什么程度,练到别人在烈日底下听,不觉得累、不觉得热。

所以古代的讲师,必须达到多高的学术或者讲课水平呢?

观众听了不想走，听了不觉累，听了不无聊，要做到千人听课两个小时，都不想中途出去或者聊天等。这是讲学最好、最理想的效果。

燕子这次过来，我问她要选哪一派，我这里有讲学派，有写作派，有习劳健身派，有修心养性派，有临床医技派。

她说她要学全部。

我说："你有想学、爱学且希望博学的心很好，但是也要有勤奋的后劲啊！"

好，我们今天接着看《药性歌括四百味》。

瓦楞子咸。咸味有三大特点：咸能润下，咸能软坚散结，咸能入肾。

咸能润下。咸味药是往下走，像你吃饭没有下饭菜时，萝卜干咸菜吃下去就润下，能往下走。

老年人越吃越咸，是因为肾纳气减少了，味淡的不能向下。

但是过咸呢？过咸伤血脉，血管就会硬化。所以又不能过咸，适当的咸能润下，润下火热就不上炎。

什么能克火？水能克火。

什么脏属火的？心，心火旺的时候上火。什么脏属水的？肾，所以用肾水的咸味来克心火的苦味。

我昨天也碰到几例口腔溃疡，口苦口干，口腔溃疡反复难愈。治疗很简单，早晨喝淡盐水。

普通的口腔溃疡，如果体质好，消纳好，早晨喝上一两杯淡盐水，再去跳绳，溃疡很快就能痊愈。跳绳半个小时，慢慢跳，不要跳太快，跳的时候足太阳膀胱经一颠一颠，排污通道就往下走，咸味可以入膀胱经和肾经。咸味向下的时候，火气随之而下，口腔溃疡也就痊愈了。

我经常碰到一些吃补药上火的患者，如吃六味地黄丸。

我说改用盐水送服，就不会上火了。盐水送服药可以防止上火，因为咸能润下，水能克火，咸能克苦。

你知道为什么干活的人越吃越咸？咸能克苦。哈哈哈，吃苦耐劳嘛，所以要吃点咸的。

大家如果劳作或者体力劳动量大，咸味吃多一点也不怕，若坐在某处静悄悄地看书或者工作，则要少吃。很多医学研究报告认为城市中人们的劳作或体力劳动较少，要少吃咸的，但干活多了，咸可以适量增多，因为排汗排咸。

好，这是咸味的第一大功用，第二大功用是什么？咸能软坚散结。

海产品多带有咸味，如海带、海藻、昆布、瓦楞子，这些咸味药可以使颈部、咽喉出现的某些硬结物如肿块、痰核、瘰疬、瘿瘤等，变软或散开。

咸味能软坚散结，故对于妇人血块、瘀血、子宫肌瘤等，我们会在桂枝茯苓丸中加一些瓦楞子、乌贼骨，或加一些海藻之类的药物。

咸味药还有第三大功用是什么？咸能够入肾。

很多的补肾之品，要做成丸剂，还要适当加一些咸味药，而且很多补肾的血肉有情之品，药味都偏咸或就是咸的。

妇人血块。咸味药不仅入肾，还能入血分，所以妇人血块、瘀血可以用一些咸味药。

男子痰癖。男子痰结凝固在咽喉之类的,用含化丸,包括海藻、昆布、瓦楞子、海带、海蛤壳等咸味药,一派软坚散结之品,就可以软化散开这些痰火瘤结。

颈部如果有一粒粒的痰结,吞吐不下,黏腻难咳,可以加瓦楞子软坚散结。

癥瘕可瘥。古代有一个治疗癥瘕积聚的方子实在太厉害,一方值千金,以前的古人得到这个方子,就敢治疗包块积聚,此方就是瓦楞子丸。

老师曾经有一段时间专用瓦楞子丸软化各类癥瘕积聚,用瓦楞子跟醋炼成丸,治疗一切气血积聚。

瓦楞子丸通治周身上下气血积聚,如果是咽喉部的积聚,可加玄参、贝母、射干;胸胁肋部的积聚,可加枳壳、桔梗、郁金;腹部的积聚,可加小茴香、厚朴;子宫的积聚,可加茯苓、乌药;脂肪瘤或类似的积聚,可加苍术、鸡矢藤。

若是经常容易泛酸吐酸水的,可用瓦楞子、乌贼骨、陈皮打成粉后糊丸,就是胃酸丸。本方治疗胃酸的效果是立竿见效的，是以治标为主，中和胃酸的。需要注意的是本方用于治疗胃酸，方中药物必须煅过后研粉末来用。

我对学生说："我觉得你们都没有真正进入学习状态，我在余师那里学习时一年要看十多本书，你们只看一两本书，收获不够的，一年起码得看十来本书，收获才够。"

你既然喜欢某事，又擅长某事，就要努力学习，把事情做到极致，这样你一生就会无怨无悔，而且会觉得很快意。快意人生，就是努力做自己喜欢的，又对大家有意义的事情，让人生不荒废。

他们说："唉，曾老师，写文章好难啊！"

我说："大家想要写好文章，心静下来就会容易很多，但如果心里浮躁就很难，像母鸡孵蛋，如果蹲下来孵，肯定很快孵出来。但到处咯咯叫，四处乱跑，就孵不出来。好的文章需要静心打磨。"

我自己是不喜欢到处走的，因为我需要大量的时间去静心阅读一些古籍和文章，也需要时间静心打磨自己的文章。

好，我们继续看第二味药。

棕榈子味苦。苦味药有哪三大特点？

苦能降火。棕榈子对于治疗火热出血的效果好，如大家现在爱吃煎炸烧烤，容易上火，导致鼻出血或者鼻衄不止，用一味煨棕榈炭研粉，米汤调服，鼻子出血就止住。

如果身体血热妄行，月经量大不止的，用棕榈炭跟煅牡蛎两味药研成粉治疗，效果非常好。

你看地上有水湿，拿草木灰一撒下去，那些湿就会被收干。所以凡是煅灰炼炭的药，都具有收敛止血的效果，牡蛎跟棕榈子都煅成炭，用米汤水送服，就可以止住体内妄行的血。

还有腹泻。棕榈炭治疗腹泻、久泻久痢的效果非常好，用棕榈炭配合干姜、诃子可以收敛止泻。

棕榈子禁泄涩痢，带下崩中，肠风堪治，这些病都能治。

苦味药的第一大特点就是清火。

第二大特点是解毒。一个人吃了燥火之物，身体口苦咽干，毒热上攻，用黄连解毒片清热解毒。黄连味苦，苦味能解毒，所以吃点苦味药可以解毒降火。

苦味药第三大特点呢？苦能入心，能让心静下来，让神安。

心浮气躁，睡不着，应该怎么办？睡前吃点酸、苦味食物会安神，如醋，再拌点苦味药的莲子心，或酸梅之类的又酸又苦的药食。如果你上火，酸苦都可以加多一点；不上火的话，吃酸梅可以放一些糖，甜一点，也是有效果的。

当然，失眠也是要分开来看，每一味药的学习，大家不单学到这味药的主治功效、性味归经，更要学到药物的性味能干什么，要怎么应用到具体的治疗中。

像我教你一个招式，你可以学到一个招式，但如果你获得这种思维，自己就可以创出无数招式。

老师昨天讲课的时候，一千多名观众，我可以用摆手臂的动作，观察部分老年人的身体情况。

老年人的手臂越走越不能动，可能是心肌要梗死，脚越走越迈不开，可能是肾有问题，或要中风、偏瘫。这是人的肢体语言告诉我们，他的脏腑现在处于什么状态。

你不要学到某个知识就拿来套患者，这个知识固然有用，但你不能只知道得到一碗米，而是要想着如何用一碗米得到一份粥。所以大家不要简单地套用某个知识，而是要就一个知识点去拓展、领悟更多的内容，形成体系。

患者如果头弯下去，可能中气不足；头昂起来，可能肝火亢，容易血压高；拖着脚走路，可能湿气重；蹦蹦跳跳地走路，肯定是火旺。

知识要自己去拓展领悟，老师能给的只是一碗谷种，而不是一碗米饭。如果老师给一碗米饭，你只能饱一餐，但一碗谷种，你可以培养出千千万万餐饭，还可以救济他人、开素食馆等。

大家来学习，我不希望大家做只能舀水的学生，而希望是来挖泉的。

我们在池塘里头挖一个坑，顶多下场雨，能储存老天给你的水，有水浇菜，但是挖一个深坑，挖到地脉，挖到泉井或挖到沙层，那水就过来了，从地上涌出来，不仅自己有水，还可以给别人水。

所以学习也是如此，大家不要只学表面内容，要精耕细作，深挖内容的价值和关联，成为一个能够给别人知识能量、智慧的人，而不是一个锅碗瓢盆靠天给的人。

两种学习状态决定大家最终能成什么样的人。所以我在你们很多人来学习的时候，说你们还差得远呢，不是老师骄傲，瞧不起你们，而是你们的心态还没到那个层次。

到那个层次后，你们不会看到别人的过失，只会想着帮人帮人再帮人。

我不愁任何人来我这里打水，因为我的水就是打不完的。如果你的水，还愁被别人偷去、学去，说明你的知识积累还没有到泉井的境界，很多东西还是靠别人给的。

接下来我们讲第三味药，冬葵子。

冬葵子寒。寒凉药也有三大特点。

寒能清热。车前子可以治疗血热、小便带血，加冬葵子一起，热就退下来。寒能清热。

寒还能干什么？寒能让人静。如果一个人心浮气躁，晚上可以喝点凉水，但不要多，或者吃点蜂蜜等凉性的食物。吃完后可以起到心静神安的效果，所以寒能够让人静。

人冬天睡觉肯定比夏天要深沉，因为冬天寒，能封藏，能让人静。

寒的第三大特点呢？寒主收引。寒凉能收缩，遵循热胀冷缩的原理。

一个傲慢的人，心气亢盛，血压高，用点寒凉药物，让其心气收一收，血压就能降下来。

所以人心急火燎，血压又容易飚高的时候，要用点车前子、冬葵子、竹茹水利尿降压、降火。这是寒主收引的应用。

滑胎易产。冬葵子功效峻猛，可以滑利结石，同时需要注意，因其对孕妇的胎元有损，所以妊娠期妇女要慎用。

利水药不要轻易给孕妇使用，其利水湿、痰饮向下，易对胎元造成损害或出现滑胎。

但是利水药物对于小便不通的病证有很好的

效果，为什么呢？

癃利小便，善通乳难。冬葵子可以治疗癃闭或其他小便不利的情况，善于通乳、推乳。所以药物的作用常常是双面的，大家在使用的时候要注意。

小便不利或者淋证，可以用冬葵子滑利；结石堵塞疼痛的、膀胱炎或尿道炎，可以用冬葵子、车前子通淋利尿；妇人生完孩子后，乳汁不通，壅塞胀痛难耐，直接用冬葵子、王不留行、路路通通利，使妇人乳汁顺利排出。

诸子皆降，凡仁皆润，冬葵子是子仁类的，还可以润肠通便。

老年人大便干涩难通，可以用冬葵子、砂仁等份打成粉末，温酒送服。

普通人肯定都想不通，为什么要用酒来去推动大便？

因为酒能生风，生风就能够推动，风有推动的作用。砂仁使脾胃健运有力，冬葵子使肠道滑利。热酒送服砂仁跟冬葵子，一方面脾胃健运有力，一方面肠道很滑利，推动大便快得像箭一样排泄出去。

中老年人便秘就用这两味药，冬葵子滑利肠道，相当于油类润滑物；砂仁健脾气。脾气推动，加点油润滑再推动，就像车轮加了润滑油再踩油门，这样行驶起来就会很快。

好，我们再接着看。其实老师教你们并不是能点石成金，而是你们每个人都是金子。

我们都是炎黄子孙，是龙的传人。血脉中的力量一旦唤醒后，能量就是无穷无尽的。

任何普通人专注以后，都可以干成非凡的事，没有人能够将虫变成龙，但却可以将炎黄子孙、龙族传人的龙魂血脉唤醒，不断传承中华精神。

龙向鹰学了眼睛，向鹿学了羚角，向鱼学了鱼鳞片，向蛇学了身体，既可以在大海里游动，又可以在云端游动。龙还向麒麟跟狮子学了爪，最为锋利无比。

所以我认为能够向这些万物学习的人，才是真龙的传人。

另外一些人，他看到鱼，说鱼没有脚；看到

蛇，说没有翅膀；看到老鹰，说老鹰光会飞，不会跑；看到老虎、狮子，又说老虎、狮子不会游泳。

专挑别人短板而不看别人长处的人，不叫龙的传人。能囊括别人长处，赞美学习别人长处为己所用的人，才是真龙的传人。所以学会包容、赞美和学习很重要。

任何人来到这里我都能有找到他的优点，如金宝的灵活，润雅的坚持，川仔的老实、肯干。我们要看到每个人各自的优点，并做到极致发挥。

我们来看今天的最后一味药，淫羊藿。

淫羊藿辛。淫羊藿是辛温的，能暖肾阳，是治疗肾阳虚功效很好的药草。

以前，有人发现有一群羊传宗接代的速度很快，后来发现只要在那一片长有一种草的草原上养羊，羊的生产速度就特别快，原来羊群经常跑去吃淫羊藿。

羊的肾精充盈，繁衍速度自然就快，所以对于老年人衰老，肾精不足的人们，吃淫羊藿能补肾填精。

中药有很多用途，现在已经研究出来了，比如将中药用于养猪、养牛等，可以使猪、牛、羊增产，不仅多产，甚至一胎里头多产，而且还可以让它们长得很好。

这是我们从羊身上学过来的中药知识，说明任何事情都有我们要学习的地方。

阴起阳兴。妇人阴冷、男子阳痿，淫羊藿都可以治疗。

坚筋益骨。淫羊藿可以强筋健骨，让腿脚变得有力，像缺钙、骨质疏松、抽筋等。

志强力增。肾精充足的人，志向自然就会长远，力量自动就会增加。

年少体衰，志气低沉，也可以用淫羊藿单味药泡酒服用治疗。

你知道以前打仗的士兵喝什么吗？喝酒。你看出征前，大家一杯酒下去，战斗力提高一倍，因为酒可以行气血。如果是药酒，还可以补充体力，提高斗志。

精通医学，知道士兵什么时候该吃点什么东

西，是诸葛亮和刘伯温带兵打仗厉害的原因之一。

现在很多运动员禁用兴奋剂之类的药物，我们中药里头就有很多强身健体的药物，但又不是兴奋剂，吃下去也可以补充体力，可以让人在运动场上超常发挥。

靠药酒只是外借不是内求，只可以让你获得一时的超常而已，但不能长久，想要长久的好的发挥，还是要靠自己日常积累的内功内力。

淫羊藿、小伸筋草专治抽筋。

古代赞育丹，专治女子不孕、男子不育，由淫羊藿、仙茅、肉苁蓉、巴戟天、熟地黄、附子、枸杞子等药组成。

肾阳不足，用仙灵脾散治疗。仙灵脾就是淫羊藿，一味药能够被称为仙灵，就知其功效不简单。

中老年人的手脚筋骨麻痹疼痛，治疗用淫羊藿、苍耳子、肉桂心，加上行头目下行血海的川芎，通行十二经络的威灵仙。这五味药配伍在一起专治中老年人手脚麻痹疼痛，走路不灵活。

好！我们今天就到这里，更多精彩在明天。

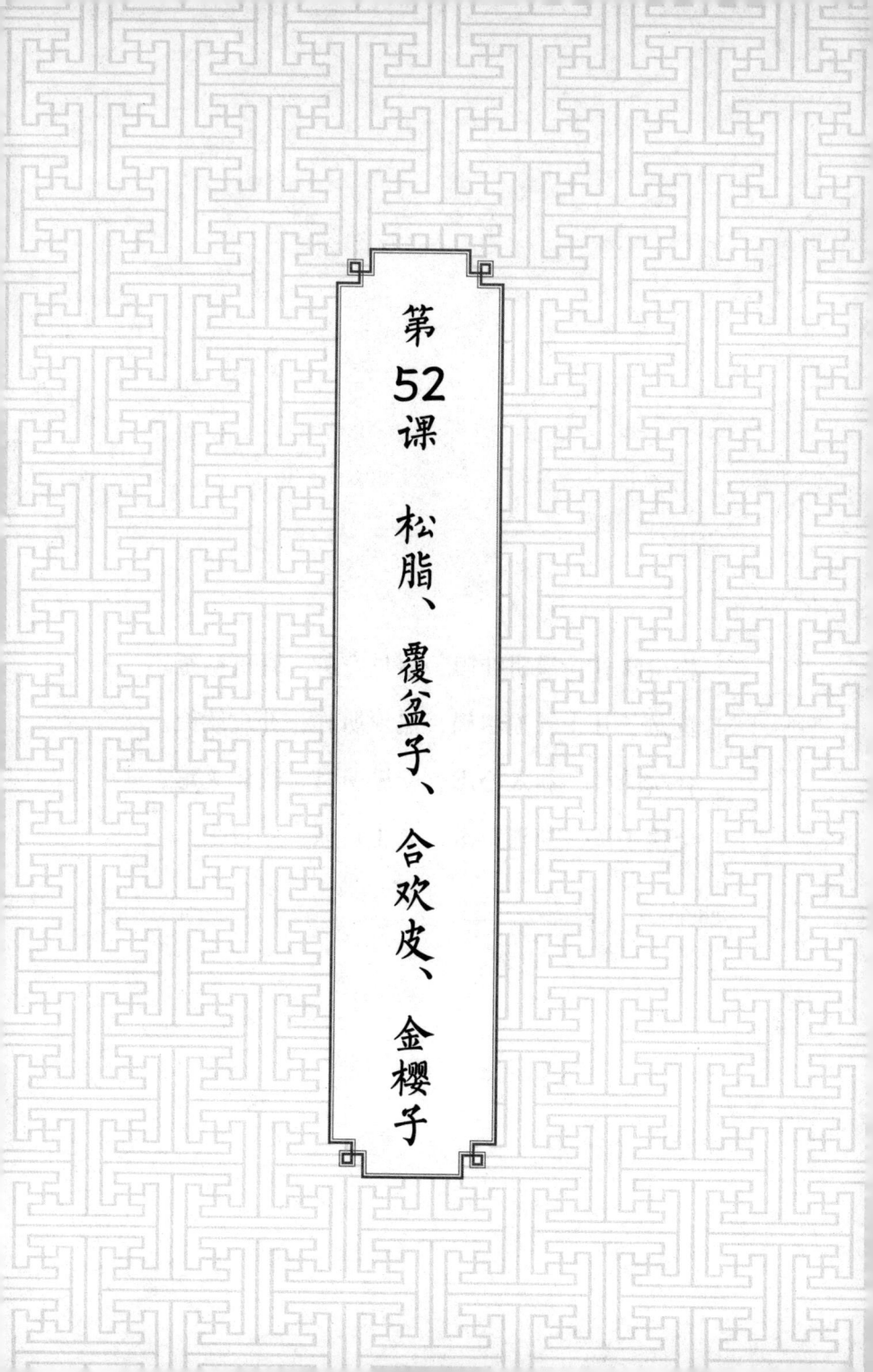

第52课 松脂、覆盆子、合欢皮、金樱子

松脂味甘，滋阴补阳，驱风安脏，膏可贴疮。
覆盆子甘，肾损精竭，黑须明眸，补虚续绝。
合欢味甘，利人心志，安脏明目，快乐无虑。
金樱子涩，梦遗精滑，禁止遗尿，寸白虫杀。

12月26日

晴

湖心亭公园

好,我们开始讲《药性歌括四百味》,今天看看是哪四味?

我非常喜欢一个节目——《感动中国》。你们可能看过,也可能没看过,我推荐大家看看。

有一个小伙子,两条腿被火车碾轧过去,双膝以下全断了。大家肯定觉得这人一辈子就完了。结果呢?他意志坚定,尽管没有人鼓励,还是努力站起来,而且鼓励了很多人站起来!他怎么鼓励很多人站起来的呢?

他去攀登高峰,泰山、华山、黄山、嵩山等,都登上了山顶。他没有腿怎么去攀登呢?他用两只手穿上木质鞋子,以手代脚。

他为了达到这个效果,还天天做俯卧撑,举

哑铃。结果把手练得像脚一样粗，以手代脚，就这样一步一步登上了泰山，登上了华山。

那是多么厉害，一步一步，他所过之处，游客看了都感动流泪。

没有脚的人都可以攀登那么高的高峰，何况是有手有脚的我们。

治病需要勇气。有人得了带状疱疹、脂肪肝或腰痛，嘴角就掉下来，丧失了战胜疾病的勇气。

但有的人失去双腿，还要坚持锻炼，攀登高峰。你们有手有脚的，更应该努力锻炼，不然怎么前进？

他失去双脚，可以把手练得比脚还强大，以手代脚。

我觉得上天虽然会给那些身体残缺或者不太好的人一些身体上的折磨，却使得他们的精神意志更加坚定，头脑更加智慧，思想更加开阔。

古人称这叫作"天降福人以病"，或者"天降福人以逆"。就是说上天要降福给你，可能会让你先生场小病，处在逆境之中，而你一旦在逆境之中站起来了，就没有什么能打倒你了。

如果你患有带状疱疹，正好来到农场，且有觉悟，之后一直在农场里头特训、锻炼、习劳，就可能获得一辈子的健康。别人是普通的小问题，可能吃点药就好了，但如果带状疱疹锻炼意识不强，后半辈子就很辛苦。

千练万练，主要是要有锻炼的意识。如果有锻炼意识，即使没有腿，也可以爬得很高，身体很差，也可以变得很好；反之没有锻炼意识，再好的身体也可能糟蹋得很差，再健全的身体最后也可能伤得很大。

那天有个小孩子跟我一起走路到湖子，来回三十公里。那孩子走着走着就觉得很累，走不动了。

我说："鱼，没有脚都可以游千里，人四肢健全怎么不能攀登艺术的巅峰？"

向万物学习，才知道自己有多么惭愧！

今天我们讲松脂。

松脂味甘。松脂，即松树流出来的油脂，脂质的药物都能够滋阴，经受太阳热晒以后还能补阳。

滋阴补阳。甘味药有三个特点，其中一个就是甘甜益力生肌肉，药物味甘甜的，可入脾，脾主肌肉，因此，甘味药可以生肌。

因松脂味甘可以生肌，以前那些帝王将相出征打仗的时候，看到伤员受伤，会把自己收藏的松脂或琥珀类的物品，研成药粉给伤者服用或外敷，疗效很不错。

甘还能干什么？甘能缓急。

人着急焦虑，吃不好，睡不安的时候，喝一些白糖水、红糖水，会镇定很多。上车村的一位香婆，吃不好睡不安的，我说你晚上搞点白糖水喝喝，就睡安啦。

低血糖的或者焦虑不安的人们，吃点甘甜的，神经就没那么紧绷，身体的情况会有所缓和，所以甘能缓急。

甘味药的第三个特点是什么？甘生肌肉缓急，入脾胃，能健脾。

凡是你看到或吃到的香甜食物，如山药、红

薯等，吃了都有益于脾胃。

如果一个人最近脾气不太好，熬点山药粥或小米粥，甘甜甘甜的，吃了后，脾胃就会慢慢养起来，人也慢慢变得平和。

驱风安脏，膏可贴疮。松脂可以驱除风邪，安住脏腑，熬出来的膏可以贴到疮口上，有敛疮生肌的疗效。

其实有一个疮疡散。疮疡散就是松脂（又叫松香）30克，乳香、没药各15克，樟脑3～5克，四味药研成细粉，可以用于局部湿疮、烂疮、黄水疮等。

乳香、没药活血化瘀，樟脑开窍可以加速药效，松脂生肌止痛，疮疡局部就没有那么痛了。四味药共同加速疮口愈合，也有利于后期恢复。

我们看到松，讲功效不是最重要，最重要的是学习古松精神，松有两种精神。

第一，松是最长寿的树木，被称作树木的祖公。松很长寿，而长寿来源于其正直的品格，经风霜而不凋。别人把风霜当作苦，它却把风霜当作补。

你看松树，无论是和其他树木种在一起，还是跟杂草种在一起，都不与之较量高低，只强壮自己。

所以我无论是和中医同行交流，或是和各家学派学习，从不跟别人比较，只专注自身，每天看有没有超越昨天的自己。

松不知不觉就长高强壮了，其他树木不如其坚韧，杂草也赶不上其生长，这就是松的第一个精神。

第二，松树，每长一圈脱掉一层皮，且随着树皮一层一层的剥脱出来，树干就越来越强大。

不痛不痒，人是不可能变强壮的。人要想强壮，就要去锻炼，敢于克服困难，克服一分困难，就有一分的抵抗力。

川仔刚来挑水时，肩都挑起泡或者脱皮了；而燕子刚来浇水时，手也浇出硬皮、老茧，这是苦也是补。

这就像炒饭，炒得焦黄虽然有点苦，但可以

健脾胃，对于胃寒胃冷的患者很管用。

我们的手掌练得有一些黄茧后，脾胃就好了，大家别以为那黄皮厚厚的老茧不好，关键时候老茧就是保命的。很多人细皮嫩肉的，手不能提，肩不能挑，但五六十岁就往医院跑了，而你如果把老茧练出来仍坚持劳作，可能到了八九十岁还在田里干活。

究竟是田里干活好还是往医院跑好？我觉得不用我说，大家心里都有抉择。

好，松的两大精神讲完了，所以脱皮不要去担忧，你脱过后像蚕或蝉蜕变一样，脱一层，就壮一圈，最后或破茧成蝶，或蝉鸣一夏。

上次川仔肩膀破皮了说："哎呀，这个怎么办呢？"

我说他脱的皮还不够多，这么多年都是在安逸中度过，所以很纠结。吃不得苦，自然也没有什么恒心。吃得苦中苦，方为人上人。

我们耕田种地的时候，会发现别人耕过的空地很容易播种成活，而荒田就很难开垦。

但是我告诉你们，自己开垦下来的荒田，种出来的庄稼特别漂亮，像我们的淮山药地一样。

阿叔一看到我就说："我可不可以用已经种了十多年的良田，跟你换这个没人种的荒田啊？哈哈哈哈。"

阿叔为什么想得到这些荒田？荒田多年没种，一直处于休眠状态，土壤营养丰富，我们种植淮山时，放的肥料不多，但淮山药不仅长得很大，而且味道很不错。

所以说开垦荒田看似很辛苦，但收获很大。人呢，只要努力尝试新事物，改变习惯，虽然刚开始很痛苦，但最后的收获会很大！

我的学生们来到五经富，都养成了日出而作，日落而息，每天劳作八小时的习惯。

上午劳作四小时大脑，锻炼脑力；下午劳作四小时肢体，锻炼体力，这是人体全面发展。一直保持锻炼脑力、体力的习惯，药物、疾病都会离你远去。

我的目标是什么？我的目标不是战胜疾病，

而是让更多的人跟药物绝交。

我们再来看覆盆子。

覆盆子甘。前面讲了，甘甜能益力生肌肉。覆盆子，我们当地叫刺菠（客家话），吃下去味道甘甜，用来泡酒或者直接吃，效果都非常好。

覆盆子补脾胃，味甜能生肌肉。如果河堤漏水了，是由于堤坝不够牢固，就用一些土加固，或加大加宽堤坝，水就不漏了，人体有水湿、痰饮，或老年人小便收不住的情况，都可以补益脾胃，培土治水。

80多岁的老年人小便收不住，用覆盆子50克，金樱子50克煮水，喝两次小便就收住了。

为什么呢？覆盆子、芡实，还有金樱子，都是健脾补肾收尿固精的，可以一起配伍使用。

覆盆子的名字为什么叫覆盆？以前厕所多建在屋舍或院子外面，现在农村里面也有。老年人夜尿频多，晚上一直起夜外出太冷、太难受，也太麻烦了。老年人大多会在床边放置一个尿盆，覆盆子能够缩尿，因此而得名。

一位民间游医说用覆盆子熬水，喝了以后，家里的尿盆就不需要用了，把盆子翻转过来盖住。

肾损精竭。肾受到损伤，精液枯竭可用覆盆子。

有一位患者说他大便一使劲就会流出精液。我们用金樱子、覆盆子、芡实配伍用药，能够补肾固精，也可以补腰缩尿。

黑须明眸。凡是补肾药有一个特点，可以让胡须变黑一点，让眼睛变亮一点。

如果你晚上看不见东西或视力不够好，可以用九子地黄丸，覆盆子、枸杞子、车前子、青葙子等，加到地黄丸中，服用后，眼睛可能会如同猫头鹰的眼一样明亮。

因为补肾的药，就像给肾充电一样，肾精充足可以养肝，视力就能看得更远。

昆哥说他吃了地黄丸补肾后，眼睛真的很明亮，开车都不用眼镜的帮助，而且开得很稳、很快。补肾佳品可以明目，可以黑须。

补虚续绝。体虚弱甚至绝，绝有几种解释，其中一种就是断子绝孙，没有后代。

这个时候怎么办呢？五子衍宗丸即菟丝子、枸杞子、车前子、覆盆子、五味子五味药吃进去可以让其肾精充足，恢复生育能力，繁衍昌盛。

这是我在余老师那里经常用到的，男子不育用五子衍宗丸补精，女子不孕用乌鸡白凤丸补血。

男女精血相合，就可以延绵后代，只要保证男子精充满，女子血充满，后代就会充满。

小孩子等发育不良的时候，用五子衍宗丸也有很好的效果。

比如地震的时候鸡飞狗叫，动物受到惊吓，肾伤到了。地震结束以后，动物即使没有压死或出现受伤，但后来的发育也不好。我们用六味地黄丸、五子衍宗丸治疗动物们肾损伤，它们服用后，肾气补足了，就会发育正常。

现在很多孩子，发育迟缓，身高增长缓慢，有可能是由于看恐怖片、玩手机或者平时不经意间被别人吓到了。

大家要注意千万别养成在后面拍别人或在拐角里头吓人的坏习惯。被吓的人，刚开始还不觉得，久了以后某些方面的气郁闭住了，发育会不良。

肾主发育，主生殖。这一条非常重要，覆盆子可以补虚续绝。

好，我们再接着看。今天我要教你们超级转境功夫，就是说面对一切的恶缘，如别人的发脾气或评论是非，可以迅速转换成正面的。

人生在世难免会惹是非，碰到毒舌。恶毒的舌头，可能比毒蛇蝎还要厉害！

人们常说毒舌如什么？如剑！不要怕别人的毒舌如剑，你要懂得学诸葛亮草船借箭。

诸葛亮在想："唉，曹军的箭矢那么猛，箭矢一射来密密麻麻的，什么东西都会被射穿。这边人全部都吓破胆了，就算船敢开过去，谁敢做先锋？"

然后他就想到用船，放上一些稻秆，稻草人之类的，船开过去后，不单不被射穿，还能把所有的恶箭统统收回来，变成他的良箭。

人生要懂得布局、也要有格局，诸葛亮布了一个草船就使对方的箭矢全部为他所用。

很多演员去体验生活，哪些人不好交往，他就要去跟这些人交往，这样才能知道他们真实的习惯、生活等各方面。这样演技或写文章等方面在实践中得到提升，才能塑造出真实的人物。

每个人身边都有恶人恶缘，像我们中医，对待一些中毒的情况，就必须要用一些有毒之品，以毒攻毒。

因为有正缘、恶缘，世界才更精彩！但前提是你会转变，不转变的话，还是会被这些恶人恶缘伤害，被射得满身都是箭。而你转变后，用宽广的胸怀去包容，如同草船借箭一样，化被动为主动，就敢于迎战对方的千军万马的箭。

经历过后，我们可能会感谢那些伤人的毒箭使我们成长，这就是功夫。

关于怎么打造草船我们还有很多方法，以后慢慢讲。

现在我们来看合欢皮。

合欢味甘。合欢皮味是甘甜的。专治什么？利人心智。如果人心不安，神志不宁的精神忧郁引起的失眠、烦躁，用合欢皮配上夜交藤是非常管用的。

利人心志。上次我们亲自试验了一个小伙子，他跟川仔一样体质很虚，伤精以后，嘴唇发乌色暗，晚上睡不着觉。

他在晚上睡觉的时候，经常惊叫起来，这就是神没有定下来。我们用合欢皮30克，夜交藤30克，生姜10克，大枣10克四味药一起煮水治疗。

为什么呢？老师讲过，凡是摸患者脉象，左右摸到大小不一样的，表明其体内气机阴阳对流不好。

姜枣可以调阴阳，合欢皮、夜交藤可以安神，阴阳调和。神志安定，晚上睡觉没事，也不会怪叫了，人的焦虑感也减轻了。所以合欢皮利人心志的效果是非常好的。

安脏明目。合欢皮为什么能安脏明目呢？

一个人觉睡好了眼睛自动发光。所以当你治疗一些视力不好的患者时，用一些安神的药，让其睡好觉，眼睛自然也会随之明亮。

快乐无忧。晚上合欢树的叶子跟花,就会慢慢合起来。

合欢皮有助于人体躁动的、狂躁的心脏平复下来,心志安定后可以快乐无忧。

古人云:萱草忘忧,合欢蠲忿。合欢皮可以解除愤怒。

一个人老是愤怒不安、狂躁、拍桌子、瞪眼挤眉,怎么办?单味合欢皮30～50克煮水。

合欢皮还有一个很重要效果,就是可以接骨疗伤。

一个人跟别人打架留下旧伤,或者挑担过重腰、肩、背都伤到后,可以用合欢皮加四物汤,活血化瘀止痛。

合欢皮既然有活血之功,就可以治疗疮肿,如局部长一个疮肿、带状疱疹、黄水疮或痤疮。

疮痈很痛时,治疗可以用合欢皮配合蒲公英、野菊花、连翘,败毒热,活血气,疗疔疮。

对于一些疮口日久不敛的,加白蔹、合欢皮两味药,即合欢饮,服用后疮口就会收敛、生肌。

好，我们再接着看。我碰到一位中风的水泥工人，他说："我以前身体很好，从不感冒的，怎么突然就中风了呢？"

原来是水泥工人仗着自己身体健康又非常强壮，经常喝酒，酒后当风，坐卧不当，然后就中风了。

川仔说："你的养生知识等于零，要注意养护自己身体。中午就吃两个冷馒头，也不热，困了累了就躺在草地里睡觉，也不盖被子，这些完全是拿自己身体当儿戏的。

你身体本身就已经弱了，没什么本钱虚耗。一定要注意养护自己的身体。"

即使身体强的人，不注意养生，不去呵护，身体也会变得很差，很快就倒下；身体弱的人，注意养生，注意呵护，反而可以活得长久。我们客家话里有一句叫"黄藤头耐扭"，就是说黄藤头看起来弱弱的，但是很耐拧，像老扁担一样，看起来很弱但很耐挑。

金樱子涩。"金樱子兮涩精；紫苏子兮降气涎。"

紫苏子吃后，胸满痰涎可以往下走；金樱子是收涩的，精关不固或尿往下屙（客家话），还有肾虚，使用金樱子可以涩精止遗。

金樱子还有一个重要功能，对于子宫脱垂、乳房下垂、胃下垂、脱肛等，金樱子加入补中益气汤中，可以把下垂的脏器往里收。本条是很重要的经验。

涩精止遗，不单涩能看得见的精，还对脏腑中的下垂、下脱、外散的情况，也有收涩作用。如很多人肌肉松弛，吃了金樱子可以使肌肉变得饱满。

你们掌握这个经验就是美容专家了，一味药可以引发美容的思考。

梦遗精滑。晚上夜梦遗精，精华滑下来，尿遗下来，怎么办呢？我们可以用号称水陆二仙丹的金樱子、芡实。能够号称仙丹的不多，金樱子长在陆地，芡实长在水中，两药并用，可以治疗肾虚精遗、精滑或遗尿等。

金樱子、芡实是海军陆战队，既能够在陆地

上作战，又能在水里作战。

脾虚汗多的，肾虚尿多的都可以用这两味药。

禁止遗尿。哇！这味药好有气势。你遗尿了，金樱子禁止遗尿，哈哈哈哈，口气相当大。

我们前面讲覆盆子、芡实、山药，加上金樱子四味药相配伍，老年人遗尿病，基本上只要不是严重的癌症或严重的精元不足，仅仅普通的遗尿，用广州话叫湿湿碎，就能通治了。

寸白虫杀。这是说金樱子还有助于杀腹中的寸白虫，怎么杀呢？

这里并不是说金樱子直接把寸白虫杀死，酸涩收敛，虫碰到酸涩药，很害怕，就赶紧往下方肛门处跑。

所以患者肚子里有虫，乌梅、醋可以一起喝，多吃一点酸的，酸得自己的眉头皱起来，浓度只要够又不伤，虫一闻到酸的赶紧往下走。

孩子为什么要吃点冰糖葫芦，吃点酸醋之类的，或者再吃点姜，辛辣又酸酸的，虫看了觉得不太好吃，脚底抹油一般赶紧跑，如果再吃点润肠通便的,虫就往下溜得更快了。

所以说中医调一个汤药就像厨房里做菜需要的调料一样,调个又酸又辣又润滑的,一吃下去大便排了,虫积也消了。

还有更精彩的,只能留到明天了。哈哈。

第52课 松脂、覆盆子、合欢皮、金樱子

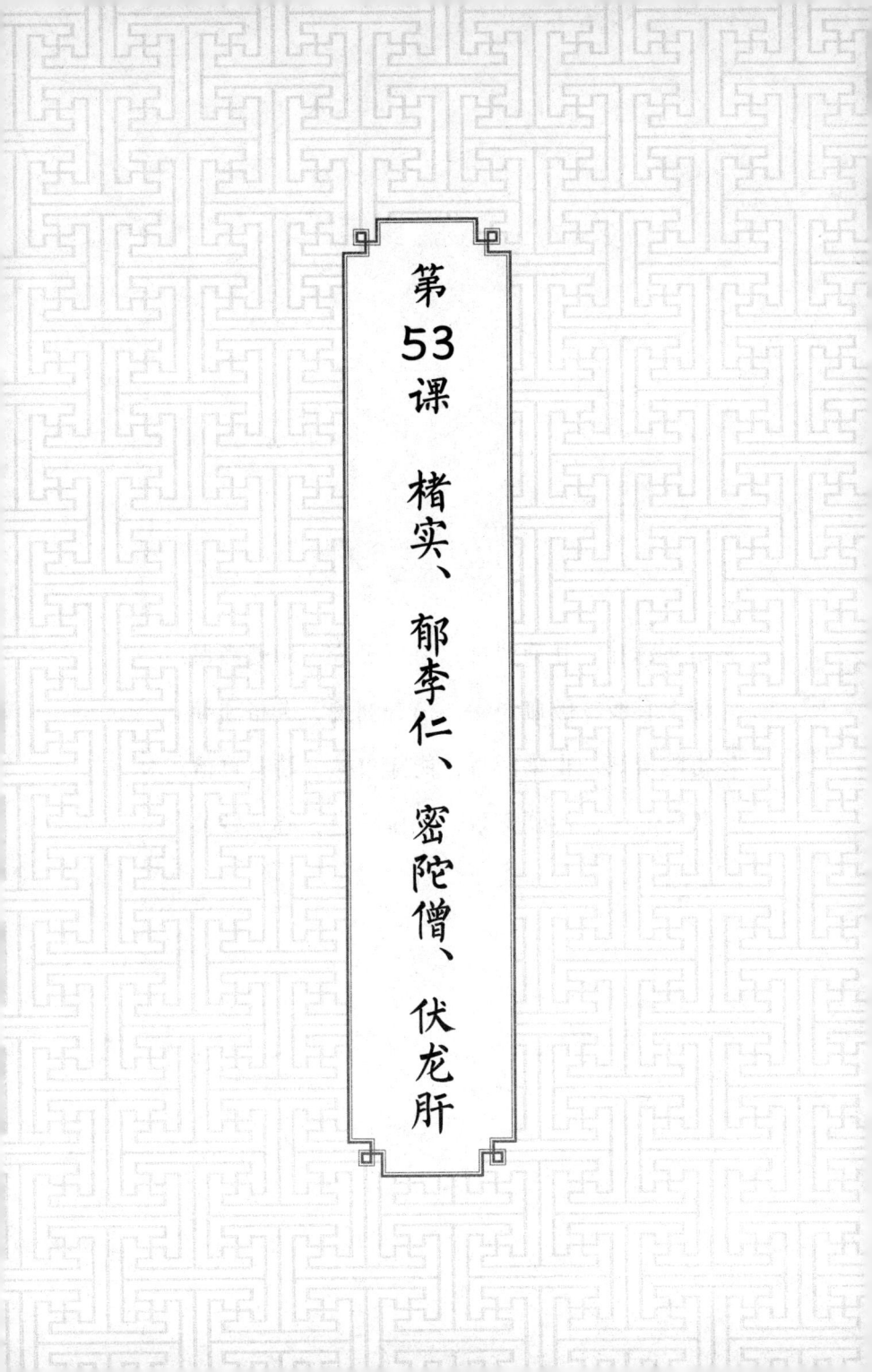

第53课 楮实、郁李仁、密陀僧、伏龙肝

楮实味甘，壮筋明目，益气补虚，阳痿当服。
郁李仁酸，破血润燥，消肿利便，关格通导。
密陀僧咸，止痢医痔，能除白癜，诸疮可治。
伏龙肝温，治疫安胎，吐血咳逆，心烦妙哉。

12 月 27 日

霜降

湖心亭公园

好，今天看看《药性歌括四百味》的哪四味？

那天我碰到一位 60 多岁的校长，他突然中风了。

我就奇怪，读书人应该身体不错的，但老校长不仅有点老年痴呆，还有点流口水。

原来校长数十年来，没什么时间投入到个人运动去锻炼身体，现在呢，追悔莫及。

我想只讲读书，不锻炼身体，就像车子的发动机很好，但是车厢壳很差，意思就是你的脑袋还很灵活，但身体不好用。这是修学的一个大弊端。

以前老祖宗，看到这点，说修性不修命，一点灵光无用处。

修性是指把心性、才学、知识等都修习好了。

这里的命就是指身体、生命、体魄。我们可以理解为只修了脖子以上的东西，而脖子以下的身体没有修好，那脖子以上的那一点灵光再好都没用处。

这就像灯的火苗很漂亮，但下面没有灯油，或者灯盏破碎了，那上面的灯火再亮，都只能再亮一阵子。

我们在农场里头或者平时讲学，时常叮嘱学生们永远不要轻视身体的重要性。或者你们对身体的重要性认识还不够，严重低估身体的价值，严重忽略不习劳的坏处或弊端。

昨天在拉草团的时候，川仔问为什么要放在这里沤呢？

然后等一会我拉好了，他又问为什么要到那边去搬草？为什么不明天沤？

我就说，不要问，不要说，一切尽在不言中啊，将军执行命令，士兵不需要问为什么。

我认为身体精气神不够了，脑子才总是瞎想；精气神够了，说干就干，再难的事情，你都可以完成。

很多事情不需要问为什么，没有太多为什么，你脑子在转，而身体没动，不如多动少想。

我在某个下午看到，金宝一直勤勤恳恳，来来回回在干活，而川仔则是做一阵歇一阵，再做一阵再歇一阵。

劳作中，不断地休息对身体反而不好，因为每次休息脑子就还惦记着活没干完，哪里休息得好？

反过来，古德还讲一句话：修命不修性，修行第一病。

这句话是说把身体锤炼得很强壮，但是不去读圣贤经典，这是修行之人最忌讳的。

所以很多农夫、军人、工人身体壮如牛，一顿饭可以吃三大碗，照样来找我们看病。

为什么？心性暴躁。

老农经常问我："究竟什么营养好？"

我领悟到："再好的营养，如果输送给脾气，身体都不会好；再普通的营养，输送给身体，都会很好。"

有些人吃补酒、补药，如鹿茸酒、冬虫夏草等，吃完后一发脾气，营养就没了，说明营养送给肝火了，这点很重要。大家修心养性，不与他人或某些事情较劲、发怒，营养自然输送给身体。

我们接下来讲楮实。

楮实味甘。楮实又称楮实子，味甘，甘甜的东西能够补益。同时楮实子也是子类药，诸子皆降，诸子入肾，故楮实子能够让肾的生殖功能增强。

在我们昨天讲的五子衍宗丸提到，提高生育跟抗衰防老要多吃子类药，如枸杞子、五味子、蔓荆子、黄荆子等，子类药都能激发肾气。

壮筋明目。人体的眼睛叫瞳子、瞳仁，诸子入子，以子通子，九子地黄丸可以补肾明目。

子类药补肝肾，肝主筋，肾主骨，多食子类药，筋会变得很有力，骨会变得更牢固。

所以那些古代武林高手练功夫的时候，他们必会吃一些健脾胃跟补肝肾的药，强筋健骨，练就铜皮铁骨。

益气补虚。楮实子还有一个很特别的作用，对于体虚过劳，湿重脚肿，既能补虚，又可以利水。

老年人秋冬时腿脚肿胀，把楮实子、赤小豆、茯苓、泽泻放在一起煮，吃下去水就利出去了。若是气虚水肿的，还可以加点黄芪增强补虚利水之功。

阳痿当服。阳气痿弱、腰酸腿软、抽筋脚弱，可用楮实子治疗。走路拖着走，腿脚抬不起来的患者，是肾主腰脚功能减退。

叶天士讲"若人向老，下元先亏"。我们看一个人老不老，主要看他的两条腿，他若是总摸膝盖骨，说明已经渐渐衰老。如果能走路，但腿脚抬不起来的，也说明已经渐渐衰老。

前两天去80多岁的香姨家，她说有算命先生经过这里，说她活不了一个月了。

但我去时，不仅见她吃了一大碗饭，而且看她走路很稳当，脚也抬得很高，半点没有那种拖沓之感，即没有像拖把拖来拖去的感觉，而像皮球会弹起来一样轻便。

我说:"这样吧,你看自己的脚,如果你走路拖来拖去,跨过门槛都会踢到脚的时候,命确实不容易保。但你走路非常稳当,脚也能轻松抬起来,像跳舞一样,这就说明生命能量还很强。"

人老不老就看那双脚,你看小孩活蹦乱跳,体能高。

或者像昨天唱《浏阳河》一样,如果你心情愉快,然后再去地里干体力重活,不但不会觉得劳累,反而还能手舞足蹈。相反,当你心情沮丧或心理压力大的时候,简单走几步路,都觉得步伐很沉重。

我觉得干活拼的不是体力,拼的是个人的心性、心态。假如你心里有负担、阴影,你从门口走进屋子里,会觉得太远了,太累了,不想去。假如你心里没有压力,你可以走路去北京。

所以最重的是心里的负担或阴影,外面的劳作、体力劳动等身体的劳累反而轻。

所以我认为重活不重,心里的沉重最重。这又可以画一幅很精彩的画,我们积累了太多画画的素材了。

好，我们接着再来看郁李仁，凡仁皆润。凡是仁类的药，如花生仁，芝麻仁都能打出来很多油，这些油就可以滋润或补。

郁李仁酸，破血润燥。我在药房的时候尝了下郁李仁，味道很香，吃了会忍不住再多吃几个，仁类药气味芳香，还善破血。

仁类药还有一个特点，生的种仁容易破壳而出。

有些人吃不炒的麦芽，吃得太多，可能会拉肚子，但炒熟后，即使煮多一点，也不拉肚子。因为炒熟过后，仁类药的开破之性就会减退。如果是想用它的破血功效，生用更好。

有的患者嘴唇紫暗，面色也偏暗，问是不是大便不通。

他就点头，说："我是大便不通，你怎么知道啊？"

大家可以看经络图，阳明经经过人体头面，手阳明大肠和足阳明胃经都走口鼻。

中医有句古话叫"面黑者必便难"。这句话是说一个人的印堂发黑，或是整个面部都黑，就是便秘的面相。若是大便排得畅，脸上的黑气就往下退，就像玩方块积木一样，下面一通开，上面就掉下来了，这些黑气说明患者需要降浊。

这时可以用郁李仁、火麻仁、杏仁、松子仁、柏子仁等仁类药治疗，大便一通，患者脸上的瘀暗就能退去。

嘴唇瘀暗的患者可以考虑加用郁李仁，既能破血，也能润大肠燥；舌下静脉怒张的患者，要用丹参。

脾跟肠胃是开窍于嘴唇的，便秘患者用郁李仁消肿利便，消除水肿胀满，有利于大小便通畅。郁李仁配黄芪、薏苡仁、茯苓、冬瓜皮，就是老年人水肿胸满的良好食疗方。

若是肠燥便秘，肠道里头缺油的，拉出来的大便干涩。我们可以用滋肠五仁丸（杏仁、桃仁、郁李仁、松子仁、柏子仁、陈皮），甚至火麻仁等仁类药通通可以加进去，起到凡仁皆润的效果。

高血压患者肠胃憋堵胀，火气向上泛，严重

时引起头痛。头痛高血压的患者，郁李仁带点酸入肝，服用后能够缓肝急，降肝压。

消肿利便，关格通导。那些脏腑闭塞格拒在里面，郁李仁可以通开。

这好像家里突然着火，最重要的一件事情不是去拿钱，而是赶紧破门而出，但是门已经锁上了，怎么办？破窗而出也行。只要能够破出来就行了。

针对肠胃憋堵胀，胸烦压力大的情况，我们用点仁类药就可以破开或使之趋下。

假如你最近什么都烦躁，别人一句话就可以点燃你的脾气，可以用一些郁李仁、龙胆草这类味苦又带润的药物。这些药物吃下去后，大小便顺畅了，压力顿减。

我们讲下一味药前，插句话。

昨天浇玉米，我发现玉米都长起来了。之前你们说玉米不长，就不去浇水，那你们就害死它了。当然，即使不浇水，玉米也会继续长出芽尖。玉米可以被埋藏十天半个月，都无所谓。

以前在龙山有一片粟米地，后来由于龙山水

库修建起来，一次放大水那片粟米全被淹了。多年以后，人们捞沙后发现以前被淹的那片粟米地竟然通通长出粟米来。

一粒粟米被淹了30年后还长出粟米，让我觉得现在很多人不如米，为什么？

一点点怀才不遇就想不开，一点点委屈磨难就受不了。而粟米在水里被淹了30年，还保持最初的纯洁，最后破土而出，享受阳光沐浴。这就是植物的精神。

人也要像米谷稻麦一样，即使被堆放在人所罕知的地方，并不风风光光，甚至被压抑在水里，仍然内练功夫，寻求机会，破土而出，重获新生。

我们再看在土里的玉米，前几天很冷，它就不生长，这几天突然热了，它立马就长出来了。人在冷的时候，也就是受到磨难或平凡的时候拼命练功，就会在热的时候，即在幸运或未来的时候飞黄腾达。

这个是很好的。我觉得没有所谓的怀才不遇，你只要有才能，迟早会遇到伯乐。

主要是有些人不懂得养生，身体未必能拼到姜太公的年岁。所以我们不仅要有实力，还要有好身体。今年不遇，30年后能不能遇到？

老师为什么敢说自己拍中医片一定要拍到顶级，因为可能会用30年来拍一部片。哈哈哈~

这个你们就没有人能够跟我比，一件事坚持用三五年，我都不以为那有多厉害。

好，我们接下来讲密陀僧。

密陀僧咸。密陀僧味咸，有小毒，可以收敛。

止痢医痔。许多痔疮的外用药会用到密陀僧，或配合密陀僧使用，可以让疮口周围收敛。

能除白癜。密陀僧外用可以治疗白癜风、痈疮疥癣。即使最顽固的恶性皮肤病，甚至严重的骨疮，即骨头周围长疮的情况，都可以用密陀僧。

以前我们龙山有一位阿叔，他20岁左右的时候，大腿长了一个疮，刚开始烂皮肤、烂肌肉、烂血脉、烂筋，最后烂骨头，疮口有碗口那么大，从骨里直接烂出来了。当时没有截肢这些相关技术，家里人说准备棺材，认为再严重就没救了。

后来碰到当地的草医才救回一命。患处先流红色的或黄色的水，后来流水变白色，人都没力了，草医就用五指毛桃、黄芪给阿叔煲姜水喝，外面用密陀僧等制的药粉敷上去。疮长回去，人也活下来了。阿叔现在还在外面做生意。哈哈哈。

　　这是比较精彩的中医药治疗有效的案例证明，不仅确实证明黄芪能够补气生肌肉，也确实证明密陀僧可以收敛，医疮口。

　　古籍记载，严重骨疮时小骨头都会烂掉，甚至像掉皮肤一样掉落，以密陀僧研成粉末，用桐油调和均匀外涂就可以治疗。还有一些臁疮、黄水疮之类的疾病，单味密陀僧研成细粉用香油调和治疗。

　　如果你以后要干外科，必须要用好密陀僧，它对一些湿疹的治疗也是轻而易举，功效非常厉害。我们用密陀僧、黄柏、冰片研成细粉，调和外敷治疗，湿疹瘙痒看到密陀僧像老鼠见到猫，就会收涩。

　　虽然局部调养的效果很好，但是身体通身多

湿气的患者，没有调好体质，局部也很难彻底痊愈，所以还是要中药内服调体质，外用只能治标。

当你碰到一些严重的烂脚患者，脚经常穿鞋袜过汗酸馊，周围气流不通，皮肤是烂的，就用刚才讲的密陀僧、黄柏、冰片研成粉末倒上去，就可以见效。

好，我们再接着看。我记得润雅刚来的时候，我们在美德村义诊，一天看两个多小时，最多可以看300名患者。

当时我们回去的路上，要走一条长坡，这条坡我已经骑车上去了，她还在半坡，最后她上不去只能推车上去。

我说："一个星期后你还骑不上来，你就回家乡去吧。"

为什么呢？我不允许一个医者的身体不如患者。

为什么说不允许一个医者的身体不如患者？因为只有医者的身体超级强壮，才能更好地为患者服务。如果你的船千疮百孔，你怎么去拉患者，多拉两个人船就下沉。

身体不好你想多救几个患者,都没有精力,成名也苦,不成名也苦。现在很多人,他不成名就很苦。为什么呢?没名气嘛。

他成名更苦,名气太大了,身体又跟不上,受不了,这边请讲课,那边请讲课,这边的患者来请,那边也请求诊断,身体就垮下了。

所以我觉得最好的状态是没成名的时候苦练身体,成名的时候,更要苦练身体。这样你就可以更加挥洒自如地去帮助别人。

我给润雅压力,逼迫她,她就上去了。上陡坡时,你气血足一下就冲上去。

伏龙肝,号称灶心土。

哇,中医人的眼界太厉害了。小孩子吐奶,他会感到很不舒服,这时用一点点灶心土煮水,小孩子一吃下去就不吐奶了。

胃凉冷才会吐奶,而灶心土,经常在火炉里头练,一派暖洋洋。如果小孩子吐奶严重,你又找不到灶心土,可以用家里的大米或者谷物炒热,然后放点水下去一煮，汤水一喝，脾胃就暖洋洋。

胃里需要一股阳气，一股暖流。我们当地把这种水叫热辣水，既没有像辣椒水那样辣得不能喝，又比普通的开水更温暖。

我们中国人有智慧，可以把平性的水变成温性，把水放到炒香的五谷里一煮，水就变得温暖了。胃凉胃冷的患者就要喝这种水。比如癌症放化疗后期，胃部气血生化不足，食物都消化不下，水喝下去都胀，就用这个方法炒出热辣水来，患者一喝下去，胃肠就暖了。

伏龙肝温。伏龙肝就是灶心土，是温暖的，能够温中止呕，安胎止血。

有位患者因为柑橘凉果吃多了肚子痛，痛得不得了，刚好在山里有灶心土。

我让他拿点灶心土来煮水喝。他将两次的量一次煮水喝下去，肚子就不痛了，灶心土温中的效果很好。

治疫安胎。这种疫是寒冷的疫，安胎是指可以治疗胎冷不安。

吐血咳逆。有些中老年人体虚力弱，肺虚咳血吐血，就要暖脾胃，培土生金。顽固的咳吐血、咳逆，都要治疗脾胃。

普通的气逆或咳嗽就要治肺，通宣理肺就行，但是顽固的咳吐血，因其病情日久就要治胃。

心烦妙哉。心里烦躁，用灶心土可以温中，从而消解烦闷。

那天有学生问什么叫作烦恼？什么叫菩提？

我刚好在烧草木灰，就说："你看这些草，在地里就是烦恼草，但一旦被炼成灰以后，就变成菜苗的菩提了。草木灰一撒上去，菜苗就长得很漂亮。人生没有绝对的烦恼，没有绝对的菩提，也没有绝对的好人，没有绝对的坏人。"

在熊熊烈火的历练之下，草木灰会化为土地中菜苗的菩提肥料，最后可以绽放出朵朵菜花。

伏龙肝最开始就是泥土，被糊在灶里头。但经过不断的焚烧，泥土也可以变成药。

钱乙（儿科圣手）以前治疗过很多小儿抽动方面的疾病，甚至帮皇帝的孩子治疗过。

古代越是富贵人家，家里越有很多生冷饮食可以吃，有的孩子吃多了，手指就抽动发抖，钱乙就用灶心土来治疗。一次皇帝就召见钱乙给皇子看病，见他让自己的孩子吃土，很是愤怒。

钱乙就说，不是让皇子吃土，这不是土，而叫伏龙肝，是专门在这些龙子肝脾周围火气不足的时候用的。伏龙肝吃下去后，肝就会潜伏下来，就不抖了。结果皇子一吃就好过来了，皇帝就立马赐给钱乙太医院的重要职位。

所以我就想这些普通的泥土可以成为治病良药，那普通人呢？每个普通人经过炼化过后，都可以成为人中高手。

好！今天到这里，更多精彩在明天。

第54课 石灰、穿山甲、蚯蚓、蟾蜍

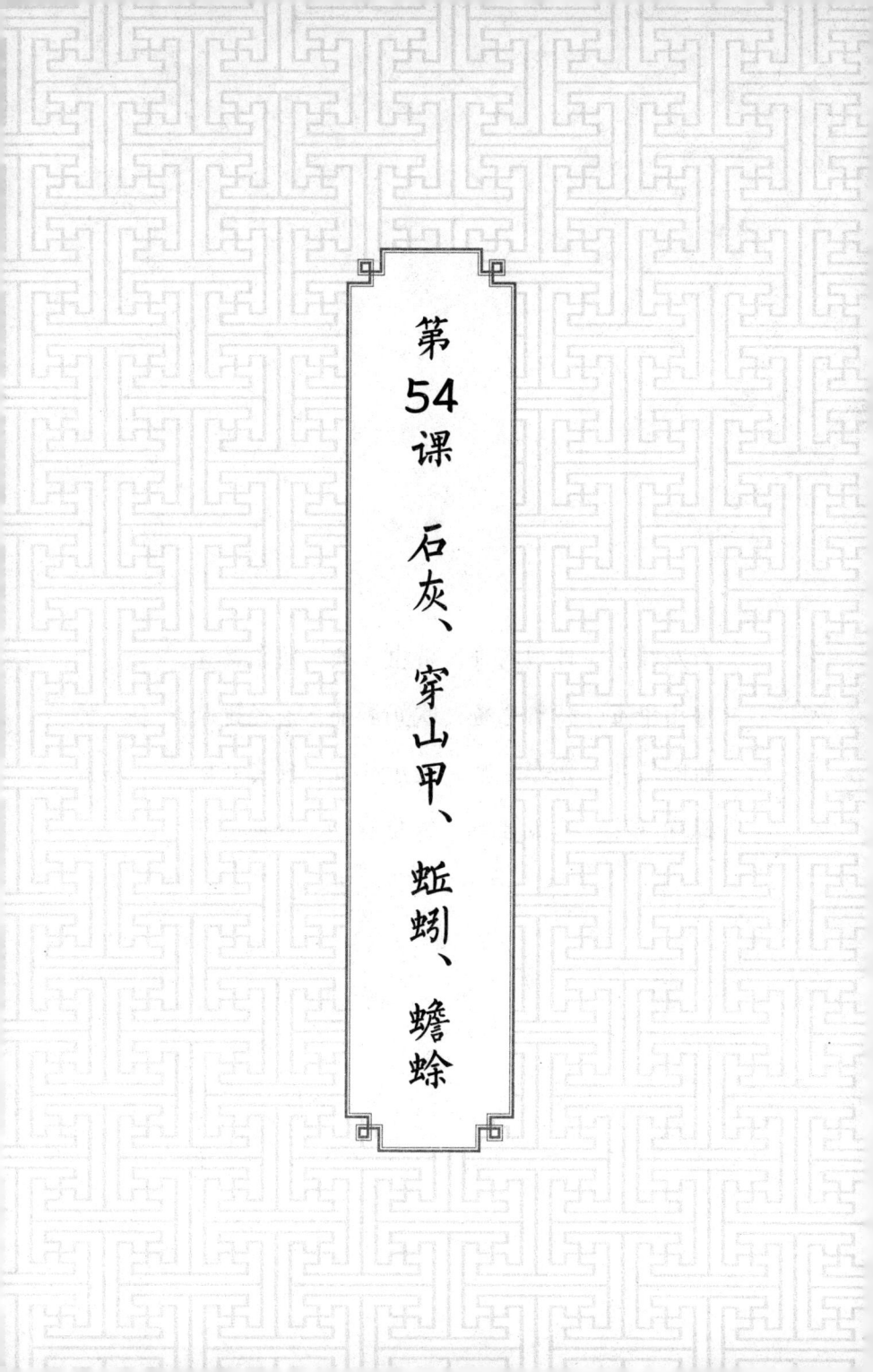

石灰味辛，性烈有毒，辟虫立死，堕胎甚速。
穿山甲毒，痔癣恶疮，吹奶肿痛，通经排脓。
蚯蚓气寒，伤寒温病，大热狂言，投之立应。
蟾蜍气凉，杀疳蚀癖，瘟疫能碎，疮毒可祛。

12月28日

晴

湖心亭公园

好，今天看看《药性歌括四百味》的哪四味？

昨天在农场干活的时候，我碰到湖北阿姐，她就在我对面。她对我说："哎，把水拿过来给我浇菜吧。"

这是只干活的人才讲的话，练功的人不会这样说。练功的人讲究手眼身法步。身像游龙一样，一下子就穿过这边来，把水提过去，立马浇菜。

练功的人，自己能做到的事不会轻易假手于人，更不会轻易动口。客家有句话：使口不如自走。

这句话意思就是你去叫别人做不如自己动手做。这点很重要，因此，我们的菜园叫功夫菜园，记住，不是普通的菜园，而是功夫菜园。

功夫菜园是以练功夫的理念去耕田种地，收

获多少果实是次要的，练好功夫才是最重要的。挑多挑少，你不是为别人挑，是为自己强身壮体挑。

上次来了两个小伙子，其中有一个小伙子很热情，挑水挑得也很厉害；另外一个小伙子兴致不高，不仅挑不动水，而且做一点活儿就不耐烦了。

为什么拳击运动员越打拳越兴奋？苦练当快乐！而普通耕田种地的人们，觉得今年收成不好，去年价格又不好，越干活就越没劲越累。

人做事情的理念不一样，结果也就不一样。同样干活流汗，但拳击运动员，把训练或比赛当成提升自己的过程，流汗流血都觉得值得，越流汗越开心。

而农夫呢，没有把劳作当成锻炼身体，耕田种地就是为了赚点钱，钱赚不到就没劲了。

但当人的理念转变以后，耕田种地都可以当作练功夫，如同打拳一样提高自己的身体素质。

好，我们接着看。石灰味辛。石灰是辛温有毒的。

性烈有毒。石灰有毒的话，可以做外用药。

辟虫立死。石灰可以杀虫，虫毒之类的疮疡、湿疹，可用石灰调敷在患处治疗。

我们种红薯等植物之前，在地里撒一层石灰，很多虫类都不会靠近了。

因此，很多经验丰富的农民，在种庄稼之前，都会先在外围撒上一层石灰，这样即使不打其他的农药，虫也不会进来。石灰可以让虫敬而远之！

石灰治疗外伤出血也很好用，用沉久的石灰加上大黄一起炒，炒到石灰变成红色，再把大黄去掉，研成粉末就是止血散。

冷兵器时代，军人外出都要带上这些止血药，不然被割伤或砸伤，血流不止，只能是死路一条。

为什么以前带兵打仗的将军也通点医道，或参谋也要会医术，不然到一个地方水土不服，或者刀伤以后，士兵战斗力就会下降。只有懂药物、懂医术，碰到问题才能够解除。

好，这是石灰的功效。其实有一首诗，是吟诵石灰的品格。

千锤万凿出深山，烈火焚烧若等闲。

粉身碎骨浑不怕，要留清白在人间。

堕胎甚速。石灰还有堕胎的效果，而且速度很快。

好！我们接着看，接下来这味药很厉害，但现在国家为了保护野生动物，已经禁用了。

这味药就是穿山甲，野生动物穿山甲的甲壳。穿山甲是穿行经络最快的药物，我们现在一般用穿破石、硬骨龙、穿山龙等药物代替它。

我们讲穿山甲前，再讲点好东西。

大家过来治病的，包括湖北的佛友，还有四川的川仔。其实我都不把你们当患者，而是当作士兵。哈哈哈，如果我把你们当患者，你们会觉得自己永远是胆怯的，病一直没有痊愈。

以怯懦治病是治疗身体，这本身就是一种吃亏。我把你们当成将来要上战场的勇士，来练功夫。所以大家不是来看病的患者，而是追求强壮的士兵。

当你把自己看作勇士的时候，疾病不过是前进路上通过的关卡而已。反之，当你把自己看作怯懦患者的时候，疾病往往是高山之间难以逾越沟壑。

普通的养生园是患者在那里疗养，而我们的功夫菜园是把患者当作士兵特训。

人具备这股勇气过后，气魄都不一样，即使在平常的乡野里，都可以练出强壮的体魄。但没有这种勇气，即使在上等的疗养院中养生，也是额头上天天挂一个病字的病夫。病夫还有什么战斗能力，还有什么强壮的体魄？反过来，你就是一个勇士，身心就不一样。

穿山甲毒，痔癣恶疮。那些常见疮痈恶毒，都可以用穿山甲治疗。

痈疮第一方是哪一方？治疗这些痈疮，第一方就是"仙方活命饮"。

不管是身上长的疮痈溃破也好，不溃破也好，都可以用仙方活命饮。

之前我碰到一位建筑商，他背上隐痛两个多月，有一个疮摸上去有点痛又有点热，但是平时干活不觉得碍事，一不小心碰到就感觉有点痛。

我让他用仙方活命饮加穿破石、丹参。他服用这个方子的第三天疮就往外突显出来,再将那些脓水挤掉后,四五天疮口就愈合了。

患者很高兴,感觉脱掉了身体的定时炸弹。

所以当人体力不够,身体弱的时候,那些毒浊很难发出来。

而我们用这些带刺的、带甲的药物,都具有穿透作用。如皂角刺、穿山甲、穿破石等,还可以向外开破,将脓排出,祛邪外出,或鼓邪外出。

如果平时大便不通,还可以搞点苦笋吃吃,苦笋就是带尖刺的,吃后可以通便。带尖刺又中通的植物善通。

吹奶肿痛。吹奶是乳管堵塞或乳汁淤积,局部肿痛引起乳房的痈肿。中医常用穿山甲、王不留行、路路通这些药物煮水内服来治疗。

古人讲服用王不留行、路路通、穿山甲,专通胸肋乳房周围的那些筋脉,妇人服用后乳管能够常通利,乳汁排出顺畅。

通经排脓。穿山甲通经络散风非常厉害!穿

山甲可以打洞，打得很深，入到身体也能穿筋透骨。因此，对于筋骨里头的一些瘀血滞塞，跌打药都可以用穿山甲。

以前有位老先生，有一个秘方能治疗各类颈肩腰腿痛，普通的病证不放这味药，但比较难治的病证，就加穿山甲粉，患者服用第一剂就见效。

老先生说在风湿跌打方里，加进一点点穿山甲，穿透之力会更快速。

穿山甲还可以排脓。有一种痤疮会流一些脓水，严重的如绿豆、黄豆大小，很难痊愈。

中医的透脓散方，就用补气的黄芪、当归、川芎之类的配合穿山甲，专治痤疮有脓浊、脓头的。

但穿山甲已经被列为国家一级保护野生动物，已从《中国药典》除名，我们就用穿破石、皂角刺来代替它。补气的药加上带刺的药草，就能把那些脓浊、痈块排出体外。

你们知道吗？蚯蚓也是一种药，它的药名叫地龙。

讲到蚯蚓，我必须先提到一点，上次有学生问我，读经典好，还是各家学说好，还问到读各家学说的话哪一派好。

我说："经典和各家学说都像光芒。不管是强光还是亮光，你在晚上行走，只要有光，且愿意前进，那都好。但如果你不肯走，用激光来照路，也没有用。所以在人不在书，这是第一条。"

第二条，我认为即使没有亮光，比如有些人经典没读，各家学说也没读，只靠自己去体悟，照样可以走出一条路，就像蚯蚓。

晚上没灯照，蚯蚓也可以在土里走路。所以只要善专研，即使没有路，也能走出路来。而蚯蚓没手没脚，何况我们有手有脚，还有前人铺垫的道路。我们怎么能连蚯蚓都不如？

我以前读过一篇内容非常精彩的文章，就是大家都读过的《劝学》。

《劝学》里面提到了蚯蚓专一的精神，以及螃蟹浮躁的脾气。

我们当地人讲兔子、田鸡会打洞，但是螃

蟹只会到里面坐，自己不会建窝，空有两个很大的钳子，但是性情很躁。螃蟹这边钳一下，就跑到那边去钳一下，所以很难挖一个深洞把自己藏起来。

《劝学》讲："蚓无爪牙之利，筋骨之强，上食埃土，下饮黄泉，用心一也。"

蚯蚓无爪牙之力，是指蚯蚓没有爪牙，也没有很强大的筋骨，却能吃到地面上的土，还可以饮到地下水。

为什么？因为蚯蚓专一，不断地拱拱拱，很软的身体慢慢变得很强，如水滴石穿。

如果患者的腰背里有结石或者血糖偏高，或肝里有囊肿，就学蚯蚓精神，哪个地方痛就按住哪里，然后不断地揉搓。那肝部囊肿就会像磨豆浆一样，豆子由大变小，由粗变细，最终就变成水，没了。

上次我们很惊喜也很惊奇，有一结石患者徒步30公里到湖子村来回后，结石居然走丢了。哈哈。

怎么走丢的呢？徒步回家的第二天，患者排尿时，连石头一起排掉了。原来只要你行走的时间够久，就可能会出现惊喜。

从汤饮文化里头就可以看到，我们广东人坚持不懈的精神。

慢火煲靓汤。煲汤要用锅盖盖住，文火煲三个小时，慢慢熬煮，不要让那些水液蒸发得太厉害，还要把骨头都煲烂。哈哈。

如果你一次徒步穿越的运动量就是三个小时，或五个小时，而且不着急，像慢火那样，身体的血糖、血脂、囊肿、包块、结石，慢慢就会通通烂掉了。

烂掉后除了被身体吸收的，该排的就排走了。现在很多人说运动没有用，认为运动价值不大，那是对运动的错误认识，或认识太低了。

那是因为他没有将运动的作用发挥到极致。运动作用发挥到极致的话，我们就普通的一个徒步，或磨豆腐功、打桩功，要靠时间跟功夫，就可以把身体的那些脏垢排出体外。

治疗疾病，有的时候要凭功夫，不只是医生的功夫，也要有患者的功夫。哈哈哈！

《劝学》中讲"蟹六跪而二螯"，其实蟹有八条脚，古人讲六跪或有别的意思，还有两个大螯像大剪刀。

"非蛇鳝之穴，无以寄托者，用心躁也。"这句话是说没有那些蛇跟鳝鱼在地下打洞，螃蟹根本没房子住，可见它性情很浮躁。

现在很多患者从全国各地过来找我们，其实他们已经看过七八所医院了，甚至有的跑了几十所医院，像蜻蜓点水一样。没有一所医院能让他们觉得满意，为什么呢？

他们就像螃蟹一样心很躁，如果专注跟紧一个医生，听着医生的医嘱，像蚯蚓一样持之以恒，病就会好得快。

有时候走千处不如坐一处，坐一处深入了解后可以见到很多奇妙的效果。

蚯蚓气寒。蚯蚓是寒凉的，可以清带状疱疹的热毒。

以前有一个皇帝突然得了带状疱疹，难受得要命。因是急发病证，且是热毒性的，太医们都束手无策。后来一位民间郎中给皇帝用蚯蚓，捣烂敷在疱疹上，一敷下去皮肤就感觉清凉了，再敷几次疱疹就消失了，皇帝就好了。

皇帝就要犒赏这个郎中，问他："你给我用的什么药啊？"

如果郎中说是蚯蚓或虫子，而且在地底下千人踩万人踏的，却拿来给皇帝敷了，那就是大逆不道。然后郎中灵机一动，说："这叫地龙。"

地里的龙，那是地里最大的，居然可以用来治皇上的病。皇上一听就心中大喜。

中药里头很多味药都有别名或优雅的名字，其实就是让患者不要有那些不愉快的想法。

伤寒温病，大热狂言，投之立应。

患者不管是伤寒温病，还是出现大热狂躁的时候，将蚯蚓加入方中，就见效快。

蚯蚓在地里，禀受阴寒之气，所以性寒。小儿高热，用少量地龙可以退热。怎么用呢？新鲜地龙洗干净，加一点白糖放进去，地龙自动会化成水。这是我亲自做过实验的。

对于身体热盛的，或高热39~40℃的患者，把地龙化成水喝下去，热就降下来了，身体皮肤就凉下去了。有些狂躁，甚至癫痫、抽搐的人，就用盐将地龙化成水，盐能降下，狂躁就会往下降，现在临床将其用到精神分裂的治疗上效果还不错。

蚯蚓像一条管道一样，还能利尿。心里很躁的情况下服用蚯蚓后，就会排出大量的尿，心也会变得平静。

蚯蚓能够降血压。血压高、脾气大的患者用蚯蚓配一些舒肝解郁、平肝潜阳的药物或方剂服用，精神压力会下降，血压也会下降。

地龙还有一个很重要作用，可以治疗中风偏瘫。你看中风偏瘫患者一侧手脚是不是动不了了？一侧手脚动不了的时候，就相当于土壤板结一样。不松土壤，菜都扎不下根，这时就要松土。

就像有其形必有其相，地龙之性善于钻洞。

地龙进去，那些身体经脉就会慢慢地转动开来，配到补阳还五汤里头，还可以治疗中风偏瘫后遗症。

还有一种，你们会碰到身体的烧烫伤或者热毒性糖尿病足，脚底或者四肢里头烂出疮来，尤其是流出黄水的疮热毒更盛，炎症也非常严重，用蚯蚓捣烂如泥敷上去，那些疮肉就会长回去，炎症就会消掉，效果非常神奇。

在山里，一些小孩子严重烫伤以后，怎么办？一时又找不到芦荟，挖几条蚯蚓捣烂敷上去，凉凉的，那些烫伤就会慢慢退掉。

而且蚯蚓的黏液敷在患处，疮口恢复以后，还不会留疤。蚯蚓外用对烧烫伤跟痈疽疮肿等烂肌肤的病证都管用。

蚯蚓还广泛用于风湿痹证，小活络丹里就有。风湿痹痛，经脉不通的要用能打洞的地龙，它能通经络。

好，我们再接着看。癌症、大病，究竟是不是判了死刑啊？

一个人犯了大错,即使是犯了死刑,还有死缓甚至减刑出狱的,全靠他在狱中的表现。

一些癌症大病患者想要战胜疾病,全靠他们知道病后的表现,如果他们洗心革面,就可以延年益寿,甚至创造奇迹,获得健康。

怎么洗心革面?一共有四条。

第一条,不要贪嘴,饮食要清淡。

第二条,运动不可少,不要懒,懒生百病!

第三条,不要发脾气。一发脾气,所有营养成分都送到癌症的部位,或送到有包块的地方。有些人越发脾气,痈疮越大。

第四条,亲近大自然。蓝蓝的天,绿绿的地,干净的空气,洁白的云,清澈的水,好环境才有好生活。

如果是臭水沟,注定长蚊虫;如果是洁净的鱼塘,就产鱼虾。所以环境很重要。

这四条做到了,犯了错的人可以减刑、出狱,患者可以减病得健康。

今天接着讲蟾蜍这味药。蟾蜍和青蛙就像一

对兄弟，但因蟾蜍长得比较丑，不被人喜欢。

蟾蜍虽然很丑，但药物功效却很厉害。因蟾蜍本身是带毒的，解毒也很厉害，那些恶疮都很怕它。

患者身上烂疮，蟾酥外用可以解毒疗疮。蟾酥是蟾蜍耳后腺和皮肤腺体分泌的那些黏液干燥所得，有点油，恶疮碰到这些黏液像老鼠碰到猫一样，立马就收住了。

严重的扁桃体发炎、咽喉肿痛服用的六神丸里也有蟾酥。

有一位咽喉肿痛的患者，吃各类清咽利嗓的药都没有效果，解毒的药吃了也没有效果。

我说："这样吧，各类药都没效果的话，你不妨试试六神丸。"六神丸里面有蟾酥、麝香、牛黄等药，清热解毒效果好，而且一个药丸子比有的沙粒还要小。

这种药丸一次吃几颗就可以。患者把它放在咽喉里含服或送服，当天喝东西就不梗阻了，第二天再吃上一瓶就好了。

蟾蜍气凉，杀疳蚀癖，瘟疫能碎，疮毒可祛。蟾蜍对于这些瘟疫、癖、疮毒可去，脖子、咽喉的那些恶疮，也可以去。

如果碰到小孩子疳积怎么办？有些小孩子疳积，面黄肌瘦，身体有怪异的行为，看到泥土都抓起来吃的。

我们古代有个金蝉散，由蟾酥跟其他消积行气药配在一起，治疗小儿疳积，或者直接用蟾蜍、皂角刺、蛤粉跟麝香捣成粉末，吃下去对积滞效果很好。

还有一些患者月经严重不通，堵塞过后身体会有一些毒素，用蟾蜍去治疗，效果很好。

这就是我们今天讲的蟾蜍，人不要只看长相，丑陋的生物可能反而有才华。

蟾蜍虽然看起来不那么好看，但是药用功效非凡。

不要轻易去轻视任何人，这一招你们要牢牢记住，不然的话你们都后悔莫及。哈哈哈。

好，今天就到这里，更多精彩在明天。

第55课 刺猬皮、蛤蚧、蝼蛄、桑螵蛸

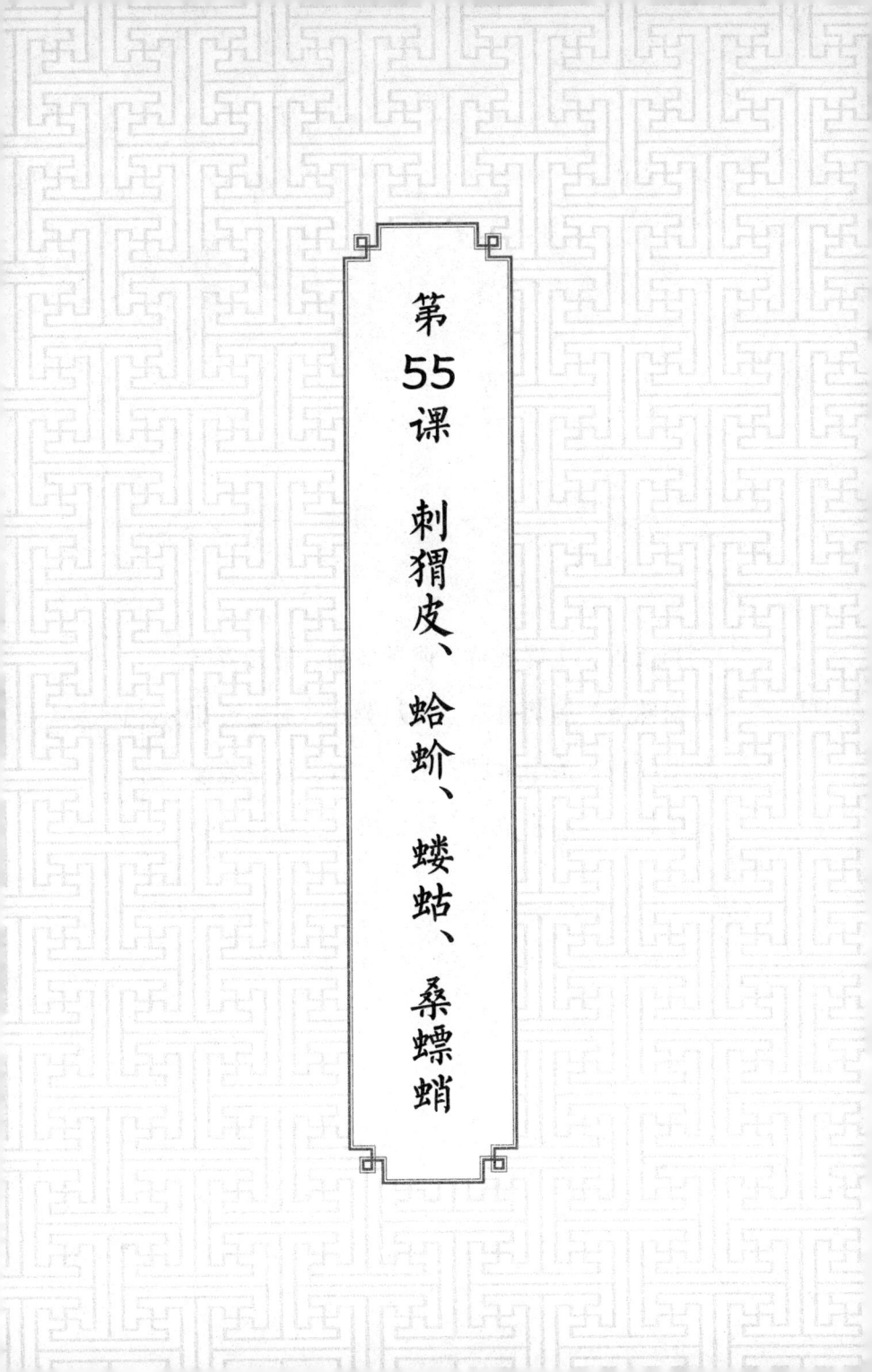

刺猬皮苦，主医五痔，阴肿疝痛，能开胃气。
蛤蚧味咸，肺痿血咯，传尸劳瘵，服之可却。
蝼蛄味咸，治十水肿，上下左右，效不旋踵。
桑螵蛸咸，淋浊精泄，除疝腰疼，虚损莫缺。

12月29日
晴
湖心亭公园

好，我们今天继续看看《药性歌括四百味》的哪四味？

川仔刚来的时候，身体气不够，干一下活就困了。身体弱的时候，别忙着锻炼你的肌肉，要练什么？

别忙着练，要先养。先要睡眠好把气血养足，再去锻炼，所以我一般建议患者在身体弱的时候，先要把觉睡好。

自行车没气的时候，你需要打满气，再去骑；车胎气不足，很容易出现撞伤、车祸，而且不耐骑。

之前有一位出租车司机出了两次车祸，人都没事，很高兴。

他说吃了我给他的小方子，即丹参、三七打

成粉，与黄芪、党参熬成的水一起喝了，半个月以后一些震荡伤就减轻了不少。

他说："有了这个药方，再有问题我就不怕了。"

我说："有了这个方子也要怕。"为什么呢？小心才是第一方。不过，身体如果像皮球一样充足气，就会如同皮球一样抗摔打。

由此可见，一个人元气足，气血通畅的时候，是抗击打能力最强的时候。但如果皮球摔到针尖上，就麻烦了。哈哈哈，你气再足再满，就怕碰到硬物、尖物、钝物。

身体好，也要更小心。

我一般建议那些经常跑长途或者出租车的司机，经常要飞到世界各地或者全国各省市的空中飞人，平时用点三七、丹参、党参煮成水服用。

服用后，身体出现一般的震荡伤会自动化掉，因为张仲景在《伤寒论》里提到有一种伤，叫震荡伤。

如果跌仆震荡伤久久没去治疗，患者嘴唇就会变乌暗。

好，我们接着向下看。

刺猬皮，即刺猬的皮，中医真是神奇，万物都可以入药。刺猬皮是带刺的，有一种什么功效？

刺猬皮苦，主医五痔。有刺能消肿，所以刺猬皮能治什么？五痔，就是五种痔疮。你看刺猬一碰到外面有动静，立马就缩成一个团，刺猬皮既能穿破又带收缩。

带刺能穿破，卷团能收缩。对于一些肿得把肛门都塞住的痔疮，刺猬皮不仅能够穿破，还能让它再缩回去。所以治疗一些痔疮肿痛便血，用乙字汤加刺猬皮、槐花、地榆之类的药物，效果会非常好，非常快。

阴肿疝痛。阴部肿胀、疝气疼痛，刺猬皮也可以医治。

刺猬能张能缩，人体哪个脏腑能能屈能伸？如果人体的该脏腑很好，就很阳刚，很有勇气，能屈能伸。对，是肝，肝主筋，筋能屈能伸。

我们用牛皮筋之类的可以制成什么？制成弹簧，制成弓弦。

一个人肝脏不好的时候，脾气就很大，一点鸡毛蒜皮的事情都受不了，不能缩；肝脏好，脾气就好，能伸能缩，谈笑风生，即使重创对他来说也是软绵绵的刀创。我们看枝条，如果绿油油的，一阵大风来的话，它一弯缩下去了，风走了，又弹回来；但如果它已成了枯枝，一阵大风来了，它可能会被折断。

那些经受不住压力的人，并非压力大，而是身体肝脏差。我们用四逆散调肝脏，枳壳让肝能缩，柴胡让肝能伸，芍药、甘草让肝感到津津有味，肝觉得很柔和调达。

我们从不同的角度去处方，用出四逆散的效果也不一样。

对于阴肿疝痛，肝经上行头目，旁达胸肋下落阴器。阴器肿痛是不通则痛，刺猬皮既能够借助自身刺的开破之性，又能借助皮的收缩之性，让肝变得调柔。

能开胃气。刺猬皮可以让胃气舒散。胃痛有一个神验方，开始是草药郎中传给我，后来我阅读发现，原来书也记载了。看来所谓的偏方就是书读得少，我们才会认为那些方子很偏僻、很偏秘，而书读多了那就很普通了。

单味刺猬皮，晒干以后，研成粉末，就是胃炎散。对于胃下垂、胃动力不足等疾病，都可以用胃炎散增强胃气治疗。

刺猬皮能开胃气，炒过后收敛功能更强，炒香的一般能健脾收敛。所以炒香的刺猬皮对于遗精滑精，以及严重的遗尿、尿频可以收敛，即刺猬皮能固涩下焦。

好，我们接着再来看。上次移植萝卜的时候我们碰到下雨，而且把旁叶摘掉了，所以成活率高，基本上棵棵成活。

一个人想要过得轻松，又成为英雄好汉。怎么办呢？

我认为需要把那些旁枝、坏习气一一减掉，如川仔爱说话、干活干一阵停一阵的不良习惯。我到余老师那里学习十天，我就觉得这辈子衣食无忧了。

但是只能解决衣食不是我想要的，想要出人头地呢，还要多多努力。

我发现我去余老师那十天里废寝忘食地学习脉法、医理、药方，包括抄方全部都写在本子里，抄了四五本。

内内外外，连老师以前的偏方集也被我掏出来抄了，全部抄好打包好，准备回家乡。

如果只是为了一个人温饱，那我所学的中医知识是绰绰有余的，但是为了中医普及，就还得多多努力。

当时我能够做到这点，凭什么？凭剪枝蔓。我基本上没有做其他事的时间，全部精力都用在钻研医道医术上。

昨天我转给婉婷一篇网文，内容是讲一个画家毕业以后啥事都没干，就是躲在阁楼里头用粉笔画画。

一支粉笔加上一个阁楼，就能够让她一直画画，把所有应酬枝蔓剪掉，只做画画这一件事。最后小镇活动请她去讲课，大学请她讲课，博物

馆请她去展览画，艺术学院的请她去做教授。哈哈哈哈~

她用15年奋斗，成为很年轻的大家了。如果你真的敢剪枝蔓存主干，那么你的15年会顶别人50年，甚至80年。大家不一定要用很长时间来熬，可能15年就成了。

那天橼的妈妈给她送一件衣服来。我说："我的衣服单薄，但我不怕衣服单薄，就怕这些弟子超不过我，比我还怕冷，哈哈。"衣服单薄有什么可怕的，踢多两下腿不就热了，但是弟子超不过你啊，你就觉得这个老师白当了。

好，接下来讲蛤蚧。蛤蚧味咸。我一般不提倡服用动物药，但是讲到这味药物，其神奇之处还得给大家讲一讲。

蛤蚧味咸，咸能干什么？咸味药最主要是能润下，能助肾纳气。

你看普通的胃口不开，吃点酸的食物就有食欲了，如酸梅、阳桃、山楂。但是严重的胃口不开，你得吃点咸的，像老年人的胃口不开，就可以吃点咸菜萝卜干。

咸能够把食物一直往下送，一直到肾。

蛤蚧很奇怪，因其趴在树上发出蛤蚧蛤蚧的声音，故以声音而命名。蛤蚧发声是从下面的腹部发出来的。有些人唱歌很容易累，就是由于他用嗓子唱，而会唱歌的人，他们有的会用自己的肚腹唱。

不会练太极的人，只有手在动，而会练的则是肚腹在动，五脏六腑在运动，这是不一样的。

蛤蚧是天生的息必归田者。什么叫息必归田？就是呼吸可以纳入丹田。这种动物就可以入肾。

在山上有个专门的旅游职业，他们扛滑竿把游客抬到山顶上去看风景。

有位老中医去爬山就坐滑竿上去，抬滑竿的其中一位是个老人，他就想："我作为一名老中医，身体竟然不如这些扛滑竿的老农民。"。

两个人抬一个人上山，还面不红气不喘，老中医就问："你们是怎么练的，身体练得这么好？"

然后这位老农民就说："我其实身体很差。以前走路气喘，不要说抬竿了，我一个人什么都不带都上不去。"

老中医又问："那你后来怎么转变的？"

老农民说："我碰到一位乡野郎中，他说用蛤蚧打成的粉末配点参粉进去，炼成丸子后，在平时运动前吃，大的两三粒，小的就多一点。我吃了一段时间后，在运动的时候发现以前吸一口气只在肺，现在气能吸到肚脐下面去了。"

呼吸浅者寿命浅，呼吸长者寿命长。人呼吸到胸肺，一般只是很普通的少生病而已，呼吸到肚脐以后，就会很健康，有活力，如果呼吸到脚底，足膝以下，一般是长命百岁的象征。

中医是要望气的，望那口气是不是深呼吸。

深呼吸做事会更深刻，包括婉婷的画、润雅的日记、金宝的师说。但你们如果在习劳场上、农场里练不到深呼吸气归丹田，你们的文章、画，绝对不可能很深刻。

肺痿血咯。肺部痿弱，咳血等也可以用蛤蚧治疗。

严重的肺虚咳嗽，用人参蛤蚧散。蛤蚧可以补肺肾。

而且在中医脏腑相生理论里，肺属于金，肾属于水，金能生水。

所以肺和肾是相生的关系，肺为肾之母。肺强肾就强，肺弱肾就弱。所以补肾可以滋肺，润肺也可以滋肾。因此，肺虚咳喘的患者可以用人参蛤蚧散。

传尸劳瘵。肺结核等肺部传染病可以用蛤蚧补肺。

服之可却。服用蛤蚧以后可以补养精血，让身体恢复，增强抵抗力。

好，我们接着来看。有患者问："想要身体健康，要吃点什么？"

我认为研究吃什么，只是到了长寿的门槛，而研究怎样不贪吃才能进长寿之门。

未来的饮食健康或者说真正的养生，研究的是人怎样不贪吃，而不是拼命去吃什么。

昨天我写作时，有四五个村民过来要和我聊

天，被我三两秒就都解决了。

我说："写作期间不见客。"一般人碍于情面，就会扯几句，再扯几句，那最后就黏在一起，正事就完成不了了。

他们问："为什么你可以这么果断？"

我认为写作就像在跑马拉松，不管你是旁边来鼓掌的观众，还是跑得多快的对手，都与我无关。甚至摄影师朝着我拍，我也不会去理他。我只跑好自己的路程，这点很重要。

如果一个人被这些闲事干扰，那是因为他的心没放在正事上。"

蝼蛄味咸。蝼蛄味是咸的。

治十水肿。各类的肿满都可以用蝼蛄治疗，其功效很厉害。

蝼蛄在我们当地叫土狗。它可以在稻田里头，钻来钻去，两个大钳子很厉害。因此，水肿胀满的疾病，用它可以通利二便。

特别是小便不通肚子胀和肝硬化腹水的患者，蝼蛄炒香以后打成粉内服，或者捣烂后外敷，都可以把水肿退下。

上下左右，效不旋踵。这是说通身的肿痛都可以用蝼蛄，效果就像转个脚跟一样快。

蝼蛄还有一个作用，当患者身体被一些刺扎了局部发肿，或者有些刺留在里面出不来，将其捣烂后敷上去，那些刺就会被拔出来。

蝼蛄跟穿山甲一样，打洞功能很强的，穿山甲打大洞，蝼蛄打小洞，通利之功都能很强。

好，接着来看。跨栏运动员若把前面的比赛栏看成是障碍，会跨得很辛苦，但若看成是跳板，就会跨得很快意。

有些患者过来表明自己得了疑难杂病，很难治的。一般人想，哎呀，这个别去接了，败坏名声。

我却觉得，学医者不能有捏软柿子的心情，碰到哪种疾病都要勇于去接，为什么呢？

我告诉你，如果我天天跟川仔比，我就惨了。跟体能、体魄各方面还不够强的人比，你可能天天赢他，但是这种赢是没有任何意义。

你要跟谁比？跟比你更强悍、更厉害的人比，即使比输了，也是在不断进步。

当时我学下棋为什么进步那么快？我找我们学校最会下棋的人学习，天天跟他下，下到我变成第二会下棋的人。哈哈~

但如果我老找输给我的人下棋，天天赢，棋艺的进步就很小。而我和最会下棋的人下，虽然使天天输，但越输水平越高。

第一，人要有不怕输的精神；第二，人要有敢于跟比自己强的人竞赛的心。有这两个的话，你的进步指日可待。

跟强者比，输也是进步；跟弱者比，赢了也没什么。

桑螵蛸咸。桑螵蛸就是螳螂卵鞘，是咸味的。

淋浊精泄。患者尿频、尿急，甚至大便时，精都会滑利出来，要用桑螵蛸收敛。

除疝腰疼。阳虚以后疝气、腰痛，用一味桑螵蛸散治疗。

单味桑螵蛸研成散，白米汤送服，对于小便多腰又酸疼的患者，服用几次就好了。

那些遗精的人，很容易疲劳的。你用桑螵蛸跟龙骨打成粉，就是治疗遗精滑精的秘方。

我以前跟一位老中医，他就用桑螵蛸、龙骨、牡蛎三味药打成粉给患者敷肚脐，敷下去后遗精、遗汗、遗尿都会收敛，所以说这个方子效果好。

如果你不仅外敷肚脐，而且用盐水送服桑螵蛸等药粉，晚上遗精、盗汗、遗尿通通都可以好。

虚损莫缺。虚损的病症不要缺乏桑螵蛸，其有收敛固涩之功。

桑螵蛸在桑树上可以很牢固地吸附在枝条上，可见收敛之功非常强。桑螵蛸散就是治疗遗精遗尿的。

还要再多说一点，中医里水生木，木生火，火生土，土生金，金生水，但是土生万物，健脾就是补五脏六腑；水跟金又叫金水相生！所以补肾即是补肺，补肺就是补肾。

因为土生万物，可以认为碰到一切病证，当你没能力下手时，就健脾胃守住土。

好，今天就到这里，更多精彩在明天。

第56课 田螺、水蛭、贝子、海螺蛸

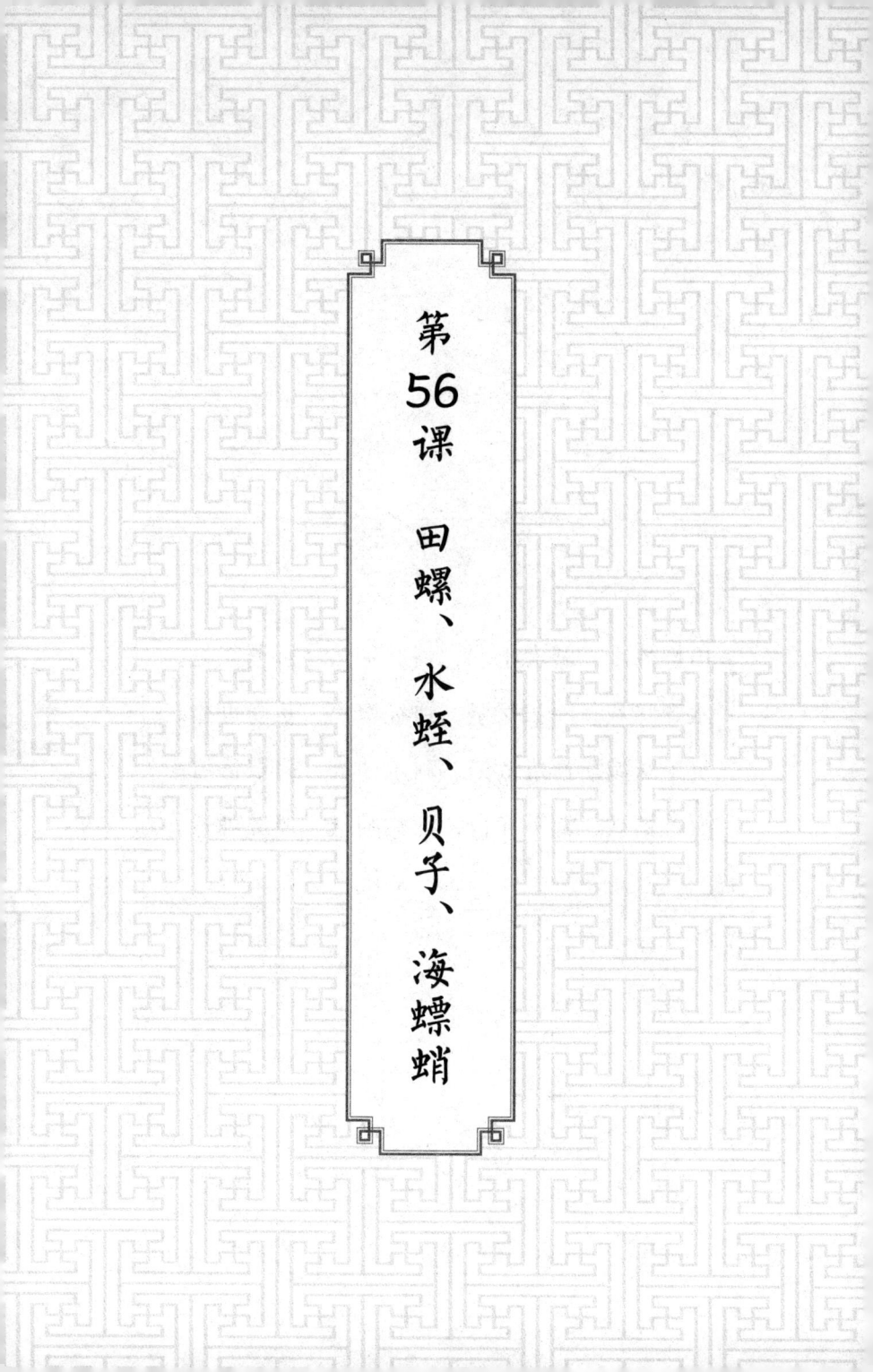

田螺性冷，利大小便，消肿除热，醒酒立见。
水蛭味咸，除积瘀坚，通经堕产，折伤可痊。
贝子味咸，解肌散结，利水消肿，目翳清洁。
海螵蛸咸，漏下赤白，癥瘕疝气，阴肿可得。

12 月 30 日

霜降

湖心亭公园

准备好没有？今天看看《药性歌括四百味》的哪四味？

之前天气预报说最近要下大雨了，我赶紧把田里的沟打开，也不忙着去种菜，所以雨一来水就顺着沟渠流走了，菜没有被淹着。

我想到最重要的事情，并不是你拼命去种多少菜，而是有没有预防这些灾难。

对菜来说，被水淹了就是灾难，而对人来说，大病、恶病就是灾难。疾病没来临前，许多人不知道，拼命赚钱买房、买车，一旦病痛来临的时候，人就被击垮。

大雨来前先利水，别忙农作；百病缠身前练身，别急于求成。

田螺性冷。凉利之药生湿地。田螺是在水里的，生长在水湿之中，能清热通利大小便。

利大小便。在农村里老人有水肿，肚子鼓鼓的怎么办？用田螺捣烂以后再加点盐厚厚地敷在肚脐下关元、气海周围。如果家里有条件的，可以加点麝香。药敷下去后，大小便通利，肿胀就退掉了。因田螺能利大小便。普通的腹胀如鼓也用这个外用方。

消肿除热。你的身体出现痈肿或者烦热，可以用田螺消肿除热。经常电焊的工人眼睛红赤肿痛的，或者经常熬夜的人眼睛肿痒的，用田螺捣出汁液敷在眼上，或滴在眼里，红赤肿痛痒，即刻清退。

如果肿在肛门，即痔疮，也可以用田螺治疗。我之前治疗过一位肛瘘的患者，他痔疮肿痛，高热达40℃，打着吊瓶坐着大巴车回来问我怎么办。

我说赶紧用马齿苋捣烂外敷，敷在肛门，再找一些田螺捣烂外敷，田螺也可以消肛瘘、痔疮、肛门肿。

醒酒立现。田螺可以让酒醉不醒的人立刻醒过来，见效非常快。

酒醉不醒的人，田螺吃下去后，大小便通利，身体的气周流受到影响，那些酒气浊毒随大小便排出，人就会清醒过来。有些人严重酒醉，一些酒毒浊气在身体中积蓄，说话时昏昏沉沉的，用些大黄、田螺类的清热泻下之药泻一泻，人就清醒了。

那天我在上车村，看到朝叔用水冲沟渠，但是沟中还是有很多污垢，他天天都把水龙头打开来，上流下出的，冲了很多水都冲不走。其实污垢没有被冲走，是因为底板的一层沟腻，水不能冲走的可以用铁铲。

我当即跳下去用铁铲，把污垢清除掉了。

随之，我想到现在很多患者想单凭一点汤药，或者水液营养，疏通经脉，不大可能，只能起到一定的效果。

水液冲进去经脉会流通一点，稍好一点，但沉积在底层的那些板结的脏垢，很难清理，这时我们可以自己拍打按摩。

所以过一段日子足己堂的堂主刘志宏（宏哥）过来，我就会把练功习劳跟足疗结合在一起，形成运动足疗法。

我们在上湖村徒步的时候，患者通过运动可以神不知鬼不觉把结石排出体外。

于是，我就想足底疗法，包括赤脚，可以反射性的让脏腑吐纳的能力加强，慢慢地把那些结石吐出来。无痛无痒地走路很难摆脱一些恶病、臭病黏附，必须要坚持不懈，淋漓汗出的锻炼才可以把病毒浊气撬出体外。

水蛭味咸。水蛭，也就是大家熟知的蚂蟥，是咸味药，咸味药能入血分。

除积瘀坚。水蛭能除掉那些积在体内的瘀血，严重的瘀血、闭经、跌打、外伤都可以用它。

以前那些爱打架或者在监狱里头遭到殴打的人，被打得吐血，最后大小便都闭住了排不出来。时间一长，那个人身体慢慢消耗，可能会出现危重急症。这时怎么办呢？有一方为夺命散，在人的生命将要被死神夺过去时，可以反夺回来，因而得名。

夺命散用大黄、水蛭跟黑丑（黑色的牵牛子），专治跌打损伤瘀血肿痛冲心。

夺命散是救急的。以前监狱里的那些犯人，在遭受那些棍刑以后，瘀血冲心，生命岌岌可危时，用夺命散把瘀血通过大小便排出体外以后，就可以挽回一命。

通经堕产。水蛭通调经水是非常厉害的。我的一位好友在治疗不孕不育方面很有一手。

他跟我讲，严重的输卵管不通，怀不上孩子的情况，他常会在方里头加水蛭、穿山甲。

水蛭、穿山甲加入方中，一般几剂药就能通开堵塞的输卵管，有些输卵管用手术通开后还可能闭回去，而用中药通开，则不容易闭回去。

为什么呢？水蛭入血分，穿山甲入经络，所在之处皆能穿通。因此，夺命散通经排瘀血是非常快的，但是孕妇要忌用这些活血化瘀的药物。

妇人可以利用水蛭通经排瘀血，对于顽固的

子宫肌瘤，也可以用水蛭通开瘤结。

如果你碰到严重的积聚，在桂枝茯苓丸中，用植物药效果有限的时候，加这些虫类药效果翻倍。

折伤可痊。跌打损伤以后，身体瘀血肿痛，局部可能肿得像萝卜包块一样，可以用桃红四物汤配合水蛭等虫类药。但是我们一般能用植物药解决时，不轻易用虫类药，或比较少用。

之前我看到一个报道，西方的羊在草原上吃草时，周围有狼，那些西方人想到羊不能被狼吃了，就开车去把那些狼给剿灭了。

后来因为没有狼追赶，羊繁衍得越来越快，生活越来越安逸，只知道吃草、坐着玩，哪都不去，也不跑来跑去了。结果一场瘟疫过来，羊全部死掉了。

西方人奇怪，从来没有出现过一场瘟疫死这么多羊的事情。经过调查发现，羊群只吃草不奔跑，身体防疫能力低，一旦瘟疫来袭，就全部死了。于是，重新把狼医生请回来，放到草原上，有几只狼在周围跑来跑去，羊一边吃草，一边保持警惕，东奔西跑。

结果羊个个肌肉发达，很会奔跑，后来呢？一般瘟疫过来就没事。

人很简单，吃什么不是最重要的，吃完后有没有去锻炼很重要。

所以说万物相生相克，相克能更好相生，相生最后也会辅助相克。

相生过多后，自然有天地灾难来克；而相克，如羊被狼所克后，反而能够在夹缝中生存，在逆境中奔跑，结果生命力更顽强。

人想要不受病干扰，在年少时或年壮时，两条腿就要常奔跑，对于提高抵抗力很有效。

大家都有好多绝招还没有激发出来。运动员在运动场上，挥洒汗水；我们在农田草原、功夫菜园里都是奔跑着浇菜，虽然环境不一样，但大家都没有杂念，干活很勇猛。

好！再看贝子。

贝子味咸。咸味药能润下。贝类药还有个特点，其质重。质重的药物，一般能治狂躁。

高血压患者睡不着觉翻来覆去，每次过来讲话声音很大，我们可以想到患者有点阳亢，就以贝类、矿物质药物来治疗。

重能下坠。比如你去钓鱼的时候，会放一个铅坠，使鱼饵不被水漂走；放风筝的时候，也要在风筝下加一个下坠的力，使风筝没那么快被风飘走。

人如果只是一味地上亢而不下坠的话，就可能出现脑瘀血、焦虑失眠。阳亢即阳不入阴，是现代很多人焦虑失眠最常见的原因之一。

贝子能令阳入于阴。高血压患者病情严重，头晕目眩，脾气暴躁，失眠翻来覆去睡不着，用贝子、牡蛎打成粉服用，十天半个月后，血压降至正常，晚上的觉也好睡。

中药里重镇降逆、重镇潜阳的药不要轻视。

我们看到一些鱼塘的鱼养不大，为什么？

因为这些鱼塘底下什么都没有，水又很浅。在打雷闪电时，鱼蹦跳蹦跳被吓着了，被惊吓过的鱼就长不大。

好多孩子跟那些动物、植物一样，被惊吓以后发育缓慢，年复一年好像还是那个样子，很郁闷，怎么办呢？

贝类能够潜阳，有经验的鱼农会在池塘里投放一些贝类，在打雷闪电时，鱼立马潜藏到蚌壳、贝类周围，就能够得到安宁，不会躁动，鱼也可以养得很大。

解肌散结。因为咸能软坚，又能降火，贝子也能够治疗肌肤发热，身体结块。

利水消肿。水肿、小便不通甚至尿血，用贝子、冬葵子、滑石研成细粉，葱汤调服，一两钱就管用。

为什么用葱汤？因为小便不通，葱有通中发汗之效，葱管吃了以后，鼻子、身体会微微出汗，小便会通畅。

目翳清洁。目生翳障或风热目赤，眼睛好像有层东西挡在那里，我们以后可以自制眼药水，制作容易，治疗简单。

自制眼药水用珍珠、冰片、贝子研成细末，调成眼药水，滴入眼中，眼睛红热肿痛的，可以迅速达到治标之效。

好！我们接着看。那天带湖北的佛友去看一片水泥地，我已经看到水泥地的主人第五六次在修地板了，每次都是用一点点水泥，将车压过的裂口敷上，但没有半个月又被车压裂了。

这种小修小补没有益处，必须把水泥地板铲到底，然后重新铺地板，车子压上去不会裂。

现在很多患者，有病寻求药物小修小补管用吗？管一时。患者想要彻底好一辈子，必须要学养生、练功。

余老师那边治疗很多患者的疾病，是主攻克疑难杂病小组，由余师用草药调阴阳，以阴阳九针调升降，然后患者是过第二关。第二关由最善于整脊的王老师，调背部的脊柱，有些侧弯的或强直的进行调整。第三关再经过最善于推拿按摩揉腹的克医生，把腹部揉散开来。然后到第四关，由推拿按摩神手刘志宏进行脚底按摩，把脏腑的瘀滞拨通开。这样把患者的身体从头到脚都理一遍。

老师已经组织团战来治病了，将来我们也是。进来的患者先由润雅带领穿越徒步。哈哈，全身经络已经疏通开了，然后金宝带去农田里劳作，足底按摩，疏通任督二脉。再由燕子理疗，用最厉害的鬼针草、艾叶、生姜、花椒汤拿去温泡。

哇！那患者前面的苦一下子全放松了，身体感觉很舒服。

最后有川仔窑红薯，或做最好吃的红薯淮山粥，患者想要一点川辣湖南味的还可以加点辣的下去。嗯～酒足饭饱，最后才到我这里，给他开一个方可以回去了。

这是什么？这是治疗患者的团战。将来我治病会越来越轻松，为什么？团战，不是一个人在作战了。

好！我们再看海螵蛸。它又叫乌贼骨。

海螵蛸咸。乌贼大家都知道，但是它的骨头是大药。

我告诉你，突然间流鼻血、吐血或者受外伤，用乌贼骨研成粉末，米汤送服后，血就止住了。

非常快，这就是单方的效果。

乌贼骨咸，咸能入血分，能润下，血往上吐的，可以帮助降下来。

比如你最近口腔溃疡上火，口舌流血，吃点咸的东西，如萝卜干、菜尾等，咸味的药食一下去，血就降了。咸酸咸酸的都好。

我上次碰到二村的一位患者，咳吐的痰带点血，口中气味很大。

我说："刚好家里有柚子，你就吃柚子吧。"

柚子酸酸的，吃下去酸收敛除口气，还可以止住咳血。

柚子有行气跟降气的作用，气降则血随之降。你们到家里观察，会发现很多食物都是药。

漏下赤白。崩漏带下，赤带、白带都管用。

带下偏多的要加什么？乌贼骨加贝母、白芷、血余炭合成白芷散，专治白带过多。

癥瘕疝气。咸能软坚，对于癥瘕、子宫肌瘤、疝气，治疗时加点乌贼骨下去，可以软化。

阴肿可得。肿胀可以消。

另外，把乌贼骨跟贝母打成粉，专治胃酸。若是碰到总容易反酸的患者，让他把两味药研粉一吃，酸水就没了。

这是反酸散，非常管用，不仅可以收酸，也可以收湿。

皮肤烂，皮肤流出湿水，或脚趾流脓水，用乌贼骨、贝母打成粉敷在上面，就可以收湿敛疮。

乌贼的骨头化成灰了，还可以入药，天底下还有什么不能够利用的物或人呢？

有次一位患者跟我说："我不喜欢我的邻居。"我说："为什么呢？"他说邻居是小人，经常背后放冷箭、讲人坏话，各方面都不行。

我说了一句话：小人用好了会变成你的贵人，不是因为他小人，而是因为你不会用人，会用人，小人变贵人。

中医的思想非常先进，把世间的一切都变成最美，就像乌贼的骨头已经化为灰烬，还可以拿来治病。

昨天金宝写了一篇关于植物龙骨的文章，我

觉得很厉害。

"龙骨浑身都是刺,你看到刺会很郁闷。突然间顶端上长一朵花很漂亮,看到花你会很开心。"

所以说既然龙骨那么多刺,你不要去碰刺,只欣赏那花就行了。哈哈。

好!今天到这里,更多精彩在明天。

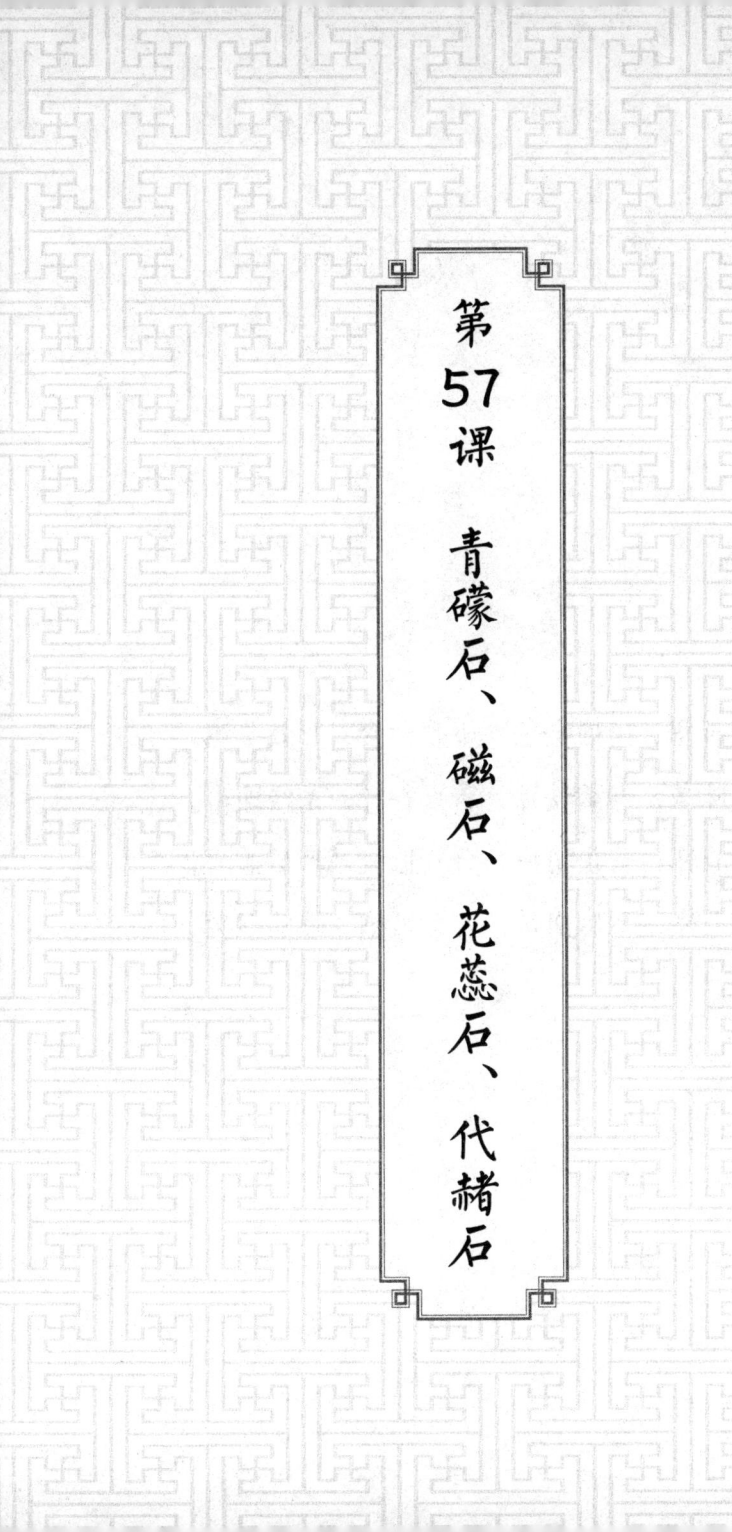

第57课 青礞石、磁石、花蕊石、代赭石

青礞石寒，硝煅金色，坠痰消食，疗效莫测。
磁石味咸，专杀铁毒，若误吞针，系线即出。
花蕊石寒，善止诸血，金疮血流，产后血涌。
代赭石寒，下胎崩带，儿疳泻痢，惊痫呕噎。

12月31日

晴

湖心亭公园

好！今天我们来看看《药性歌括四百味》的哪四味？

我在大姨丈家吃饭的时候，大姨丈有时候做很多很多，我说要做少一点。

他说："为什么呢？"

我说："少吃多滋味，多吃少滋味，吃腻了就没滋味，不知对不对？"

这是饮食之道，上乘的饮食之道不是吃很多，而是吃得很节制。

我觉得这个时代十人九胃不好，都有不同程度的损伤。

为什么？不合口味的一概不吃，合口味的呢？拼命吃、死吃。所以胃是撑坏的。

以前有句话叫减衣增福，减食增寿！患者送给我的衣服堆起来不下数万块，基本上我都分送给有需要的人。

为什么呢？年轻人也不一定需要那么多衣物。减衣增福，减食增寿，见到暖衣让一件，见到美食让一口。我们客家话叫多衣多寒，无衣自暖。什么意思？你包得越厉害，抵抗力越差。

早上过来的阿姨咳嗽打喷嚏很严重，衣服穿得很多，照样咳嗽打喷嚏，因为她运动锻炼得少，卫气抵抗力不够。所以衣服不能够制暖，只能保暖。真正制造温暖、制造阳光是你的运动。

今天要讲石类药，那么石类药或矿石类药有什么特点？

首先重能够镇静，一般质重的能够让一个人安静下来。打个比方，以前小孩子一出生，看眼珠子转得很厉害、很躁的，小孩子一两岁的时候会给他脚上带银锭子，带上去后小孩子没那么多动了。因此，小孩子多动躁动可以经常带一些坠子。

重除了能镇静，还能干什么？重能够降压，我告诉你血压高的患者，平时在脚上负重就可以气沉丹田，这是最快速的。

古人通过补肾药可以让血压降下来，通过足部负重可以让气息归田，压力下降。

南师一直到老都很健康，90多岁还会练峨眉剑法或做其他各方面的锻炼。他外出时提着小皮箱、拄着根拐杖，而且是质重型的那种，或拿或提，气就往下沉，让人觉得稳重。

还有重能去怯，让一个很容易害怕的人变得没那么恐惧。

一个人受了惊吓，赶紧抱一块石头或抱一个重物，很快就心静下来了。

或者用朱砂安神丸重镇安神。一个人如果觉得心要跳出胸口了，怦怦乱跳，用朱砂安神丸，镇静安神，质重能够潜阳。

好！我们今天看青礞石。

青礞石寒。礞石是寒凉的，寒能够降火。一个人严重烦燥，甚至癫狂，用礞石跟大黄治疗，火就会下沉。

硝煅金色。礞石跟硝石放在一起煅会变金黄色。

坠痰消食。青礞石能够让所有痰涌到胸胁部下坠，且还能帮助消化食物。

怪病多由痰作祟，那些狂躁的人，指天骂地，弃衣而走，登高而呼，或跑到屋顶上嚎叫的，或有暴力倾向要打人的患者，都是阳亢。

阳气把火气、痰气通通带上大脑叫气血并走于上，使人控制不了自己行为，出现这种情况的有两种可能，一种是中风，一种是发狂。这时用礞石滚痰丸，让痰滚到三十三天外去。

礞石滚痰丸的方名很霸气，由礞石、大黄、黄芩、沉香四味药组成，有专门把痰从咽喉一直滚到肛门下的功用。

为什么呢？黄芩降肺，大黄通肠，沉香从头顶一直可以沉降到腰肾下去。人体内痰浊瘀滞，导致胸满狂躁，控制不了自己行为，赶紧买礞石滚痰丸去吃，痰清了人神志也清了。

礞石滚痰丸降浊力量非常大的，适合脉象弦

硬有力，跳得很快的患者。医者切脉一上手就知道有力还是没力。

脉有力无力定虚实。脉象很有力的很搏指的痰多患者用礞石滚痰丸。

疗效莫测。有一个狂人见谁都打，家里人把他绑在猪圈里头，他还将绳子撑断了，发狂时的力量超乎常人的三倍，四五个大汉同时用力也按不住他，很厉害。

这时，一位老中医轻轻用三根手指头就把他按住了。三根指头抓一把礞石滚痰丸灌到他嘴里去，里面有大黄，不一会儿患者就排便，便后神志渐清。神志清后患者就很疑惑自己为什么被绑在这里。哈哈~

然后家人将绳子解开来，没事了。有的人碰到一些刺激的事情，神收不住就往头顶上面狂越。

很多狂人阳亢太厉害了，甚至狂奔到高山顶上，用点礞石等重镇的药物阳气降下来，就神志清了。

你们知不知道哪里的橘红最厉害？化州。为

什么那里的橘红卖得比人参还贵?

化橘红皮肉里头本身就具备堕痰的效果,而它生长的那片土壤里含有一些青礞石,橘红树吸取了地下的礞石精华,所以化痰力更好。

以前有个人很奇怪,想做实验验证一下橘红的功效,便吐一口痰在盆钵里头,然后化州橘红放下去痰就变清晰了。

告诉你们,得礞石之气的正统的化州橘红,掏空你们的口袋都不够买。哈哈哈!

我们讲磁石前,必须要讲到一个很精彩的故事。

那天金宝发一个创意过来,婉婷就画了,这个创意太精彩了,是关于磁石的。磁石有什么特点?磁石吸铁,磁针指南北。

磁石有什么精神?

第一个是吸引力法则,第二个是磁石制成的磁针,方向坚定,不为东西所诱惑。

你看我们不管怎么摇,磁针都不会指东西,而指的是南北。

所以一个人修学要有磁石精神,方向坚定,

不要为外物所诱惑,包括名闻利养,是非荣辱,贪嗔痴恶。

以前我们读英雄人物传记,知道了文天祥这些人物,那他们有一股什么精神?

诚心一片磁心石,不指南方誓不休。

我们若把民族大义的精神融入学医,一定有一番成就。心如磁石,不指南方死不休;心如磁石,不把中医学学透死不休。我们要有这个精神。

磁石味咸。咸能够下降,可以治疗高血压、狂躁。高血压患者睡不着觉的,可以用由磁石、朱砂跟神曲组成的磁朱丸。

这里要跟大家讲一个秘密,凡是用一些金石类药物(如磁石、朱砂)组成的方剂,需要加点神曲进去。

为什么?神曲加入汤药里可以化那些金石之物,或你平时吃多了药酒,加些神曲也可以化解。

肝阳上亢,血压高引起的烦躁不安、失眠用磁朱丸镇心安神,摄纳浮阳。

专杀铁毒。磁石可以吸铁。

若误吞针，系线即出。这个是以前的方法，不小心吞了那些针石，细线跟磁石下去可以吸出来。哈哈。

现在这个方法已经很少用了，因为操作难度非常高，不容易做到。

磁石有一个纳气归肾的效果，所以中老年人耳鸣耳聋，耳朵听不到声音嗡嗡作响可以用。

耳聋左慈丸以六味地黄丸为基础，加柴胡、磁石之品，可以聪耳明目。耳聋左慈丸是治疗肾虚耳鸣的特效方。

好！接着再来看一看。那天我们那一片地泥泱泱的，把水沟一利过后，地就干爽了。

为什么现在很多人湿气重？久坐后小便不利，湿气就沉积，治疗方法跟通沟渠类似。

泥水地难种，开沟挖渠，庄稼好长。土壤能够改良，人怎么不能变善？

我们继续讲花蕊石。

花蕊石寒。花蕊石是寒凉的石类药。

善止诸血。治疗各类的咳血、吐血、尿血、

便血、胃出血的一个奇效方叫化血丹。

你们按照化血丹方配好药粉放在罐子里，有人咳吐血时，就可以服用少量，吃下去能够止血不留瘀。

化血丹里面有花蕊石、三七跟血余炭三味药，对于咳吐血效果非常好。

金疮血流，产后血涌。如果有人被一些金属之类的割伤了，血流不止，可以用花蕊石；生完孩子过后血出难止，也可以用花蕊石。单味花蕊石打粉外敷，刀伤等出血也可以止住。

以前行军的士兵身上都会配止血散。为什么？在外面打仗后血流不止，止血散敷上去能救一条命。这是救命的好药，金疮血流皆能治。

如果最严重的咯血，你除了用花蕊石，还可以加小孩子的尿，这是超级大秘方。

以前有一个被批斗的地主，家里有老药书，虽然最后被烧了，但却救了他的命。他以前看老药书里写到一条验方，说不管跌仆、咳血、呕血等再严重，喝童便或成人尿液都可以恢复如初。

他每次批斗被打得吐血，被打得瘫软了，一瘸一拐的，他就跑到厕所里，尿出的尿自己喝下去，第二天血自动就止住了。他也被称为斗不死的，屡打不死的人。

这个方法就告诉你们，如果以后碰到车祸，急救一个人，在他呕血的情况下，首先就是找孩子，取孩子的尿给他服用，孩子尿干净一点。

如果没有，大人的尿也行。只要及时灌下一两碗下去，人能够喝进去，就不会有生命危险。

童便号称"轮回酒"，患者喝进去到血液里再过滤成尿液，这期间童便就走遍了五脏六腑，相当于一个轮回。

以前有个大医家叫谢映庐（我记得是他，不确定），到外面出差的时候，碰到一辆马车翻了，里面的人有些骨头被压折了，有些胸被压伤了呕吐血。

他就寻找最近的村庄，拿着大铁盆，把几个孩子通通叫来让他们赶紧小便。

伤者轮流着喝好像饮酒一样，最后伤口愈合，都没有后遗症,后来骨头接回去,瘀血也好了。当场咳吐血的患者喝下去血就止。童便治疗瘀血的效果好,且药物资源非常广泛,大家不用担心缺少。

有些月经不调或生完孩子的妇女,子宫里面有一些恶露、瘀血排不干净的,必须要用童子尿治疗,瘀血才能排干净。只是现在很多人误解了这味药。

前年我有一个亲戚,上树摘龙眼,越摘就越想摘高一点的,而越高一点的树枝就越脆,一下子整个人从两层楼的高度摔下来,然后跌仆下去气闷绝欲死。他打电话问我要怎么样?

我说:"赶紧买三七粉。"

他说:"太慢了,来不及。"

我说:"用小孩子的尿液。"于是,就叫他儿子尿尿,灌两碗气顺了去医院检查,没有发现什么大问题。后来三七粉再吃下去,到现在也没有后遗症。

病急时,三七粉赶不上了就先喝尿,童便效

果好。好，这是救命方，所以要多讲点。

我们接下来讲代赭石，讲之前要先讲一点特训的。

我们功夫菜园，在农田里头练什么？一练力量，二练技巧。干活注重力量，内力才会提高；注重技巧，效率才会提高。

所谓四两拨千斤，讲的是技巧，而力能扛鼎，如楚霸王项羽讲的是内力实力。若人只修技巧，不修实力，叫投机取巧；修了实力又不去修技巧，叫笨头笨脑。长拳练实力，太极练巧劲，要想刚柔并济，两方面都要练。

你们不可以偏废，你很重视把刀磨很利，这是重技巧；钝刀、重刀照样能够用，就是练体力、耐力。

若力量、技巧两方面都要，在山林里，我总结了一很厉害的金句："我时常钝刀来割草。"

叔公说："哎呀，你都是拿锯子在锯草，能锯得掉吗？"后来没人割草有我快。

为什么？钝刀练力，利刀练快。锋利的刀你

可得练得很快，钝的刀你可以练出很大力量来。

像当时神雕大侠杨过，他在海边训练时，先用重铁无锋，用百斤重的大玄铁在那里挥舞。哇！最后他拿竹子挥舞的速度，看的人眼睛都没有他竹子那么快！

刚开始负重练习似乎很辛苦，但你随后获得内力，会很轻松。

练功的秘诀就是"负重"两个字。

代赭石寒。代赭石是寒凉的。

下胎崩带。代赭石能够重镇下气。

因为一些石类药药性重镇，会往下降气，所以一般怀孩子的妇人不能吃，要远离。

儿疳泻痢。孩子有些积滞疳积，甚至腹泻带血，代赭石色红入血分可以收住。

惊痫呕噫。癫痫以及呕吐、嗳气的患者，代赭石可以降服住。

高血压头晕的患者用"镇肝熄风汤"，里面有代赭石跟牡蛎、龙骨配在一起。如果严重的嗳气降不下，可以用旋覆代赭汤，旋覆花跟代赭石配在一起降胃气效果非常好。

上次有一位反酸超级严重的患者,一吃完饭酸水一口一口呕出来,说吃了那么多制酸药也没有效果,问我怎么办。

我说:"好,换一种思路,不用制酸药,用旋覆代赭汤。"旋覆花、代赭石本身不制酸,但气降则酸降。

我嘱患者吃完饭过后不要坐,他就站着多走动,也不看电视。从此他胃酸就不再犯了,不然胃酸烧得咽喉很难受。

代赭石不仅是降阳明胃最有效、最有力量的一味药,还能止血。咳血、衄血、便血,在辨证方里头加入代赭石,血就可以收止住。

好!今天就讲到这里,更多精彩在明天。

第58课 黑铝、狗脊、骨碎补、茜草

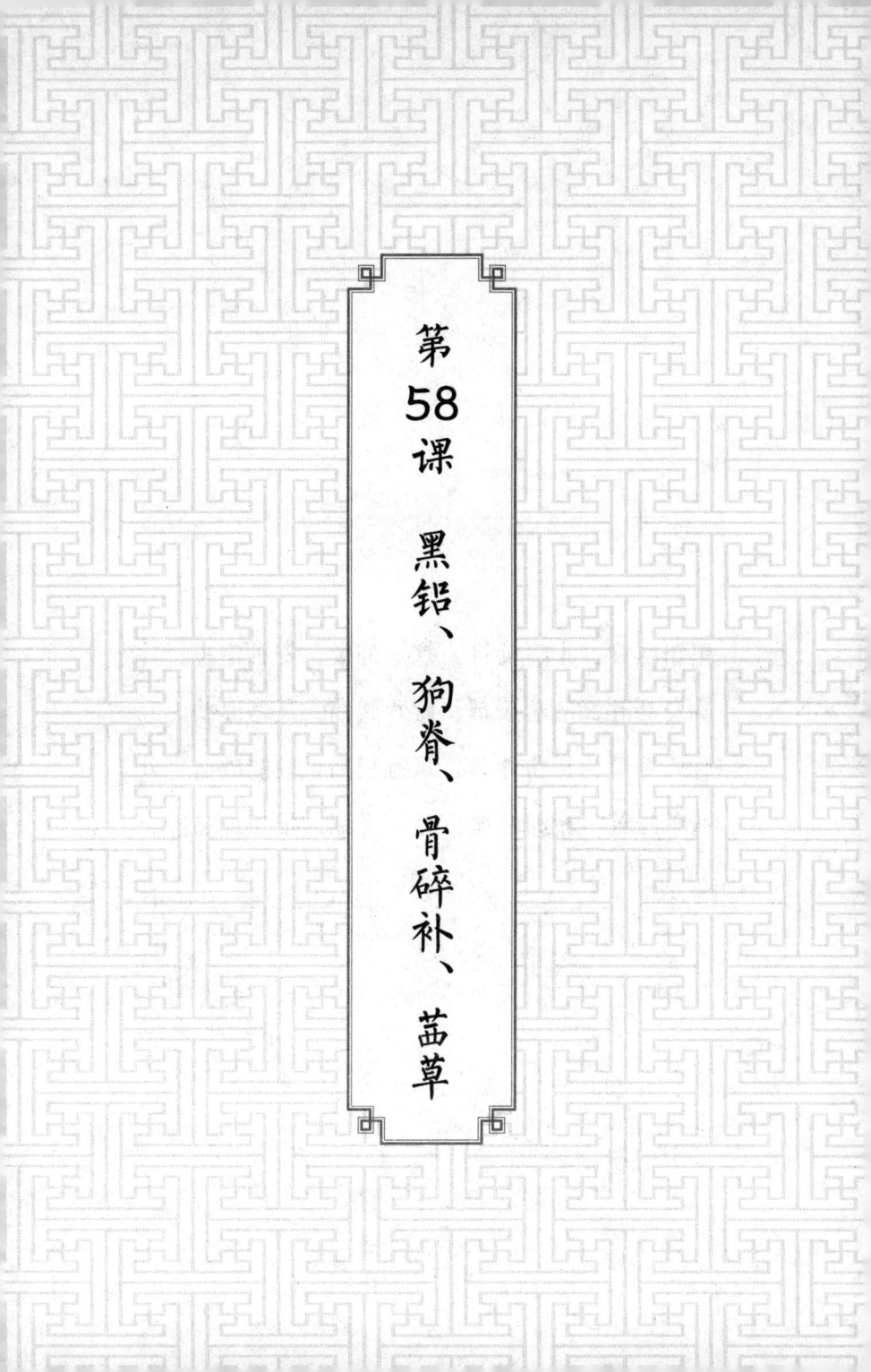

黑铅味甘，止呕反胃，瘰疬外敷，安神定志。
狗脊味甘，酒蒸入剂，腰背膝痛，风寒湿痹。
骨碎补温，折伤骨节，风血积痛，最能破血。
茜草味苦，便衄吐血，经带崩漏，损伤虚热。

1月1日
晴
湖心亭公园

好，今天看看《药性歌括四百味》的哪四味？

昨天我们挖红薯出来，窑红薯，虽然大家没有分到很多，但是吃得很有味道，我说："大家吃的不是食物，吃的是开心。"

大家吃食物不需要一次吃个饱，在吃中很开心，这才是活动的真正要义。

这周，我们准备要去爬尖峰山，也是五经富的祖山，完成重阳节的愿望，到时候你们有恐高症的就不要去了，或者去了把恐高症练没了。嘿嘿。

黑铅味甘，止呕反胃。黑铅质重。

我们昨天讲到一个人恐惧害怕或者愤怒、阳亢，要用一点重坠之物重镇下降，镇静安神。

黑铅也有这种作用，因为它是金石类药物。

一个人将要中风或中老年人脾气大,很躁动的时候,应该怎么办?

中老年人提前负重走路,气就会纳到肾。我发现一个情况,若是中老年人在农村,只要不把锄头扁担放下,身体可以一直好到老;一旦把锄头扁担放下,两三年后就频繁往卫生站跑。最后极大可能中风、脑瘀血,要么就是卧病在床,要么就是三步都走不了。

这是为何呢?原来人锄头扁担做多了,气机就会下沉,会潜阳。

你一旦不去挑担了,人会变得有点轻浮。挑担就是增强肾主纳气的功能。

我昨天跟川仔和阿华讲过,负重是提高肾功能的最快速的方法。负重你力所能及的,那你肝肾功能逐渐加强,气会纳到丹田下去,能够封藏精华。

以前负重的年代,哪有什么反胃呕吐,三五碗饭一下子就吃没了,为什么呢?

纳气归田胃里的那些食物消化快,像昨天我

砌的红薯窑,把下面坑挖深一点,装的柴火就多。人呢?只需要把呼吸练深一点,胃口好了,吃的食物就多,所以百病皆要练深呼吸,呼吸长者命长,呼吸短者命促。

你最近老是浅呼吸,一口气都纳不到肚子以下,说明状态很差。那些大艺术家、大导师基本上都常练功,气息归田。

瘰疬外敷。黑铅可以治疗瘰疬,有消瘰之功,也可以做外用药。黑铅捣烂后外敷可以消那些结块。

安神定志。《大医精诚》里凡大医治病必当安神定志,无欲无求,先发大慈恻隐之心,誓救含灵之苦。

如川仔干起活,就像要跑厕所那样紧迫。救含灵之苦也像跑厕所那样急迫时,你准成大医了。哈哈。

黑铅怎么安神定志?古人非常善用的黑锡丹,以黑铅跟沉香等配在一起,患者服用后可治疗阳虚、遗精、阳痿、精冷、命门火衰。

黑锡丹以黑铅配合温阳之药,专治年老体衰。

好！我们接着看。昨天我们挖葛根，接下来穿越胡子爬尖山，这期间我们并不是说要去经营一个农场的躯壳，而是要善用其心。

你如果有一个好的心态，可以造出万种美好的场景来。提高造景的心比去搞一个景点提供给大家居住更容易。

我教子看重什么，看中其自身造化能力，给他一栋房子，不如给他创造房子的能力，这点很重要。

我讲课更多的不是讲药物的性味、功效、主治秘方，而是要给你一种思维，怎样去挖掘药物的好东西。

比如说狗脊，又称金毛狗脊，一个脊字，脊背，可以联想到它入人体腰背。凡是脊背跌打损伤，可以用狗脊治疗。

狗脊味甘，酒蒸入剂。之前有一位阿叔从摩托车摔下来，背脊部一直痛了半年多都没有好，其他跌打药也吃了。

我说："要不试试金毛狗脊，用狗脊来泡酒，然后每天晚上喝上两小杯。"

阿叔泡了一个多月以后，开始喝，他说："以前没喝过酒，这次一喝，痛基本上就消掉了。"

我说："狗脊酒是腰背膝痛的效方，这里面也写了狗脊味甘，酒蒸入剂。"

狗脊酒治疗什么？治疗腰背膝痛。为什么泡酒呢？酒有通上达下之功。跌打伤后遗症，一般要以酒为引，通上达下。

腰背膝痛，风寒湿痹。那些风寒湿痹，我们用腰三药加续断、桑寄生、狗脊会变成腰六药，专治疗腰背疼痛俯仰不利的。

我们昨天去新洪义诊的时候，老阿叔说吃了腰三药后，腰痛基本好了七八。

腰三药（黄芪、枸杞、杜仲），再加狗脊、桑寄生、川续断、川牛膝，七味药都是纯壮腰膝的。我们以这些药物泡酒做药酒或煮汤药，都可以疗肾部腰部的风湿痹痛。

好，我们接着看。锻炼身体要怎么锻炼？其实懂得方法效果很好，而且锻炼身体要割断外缘。

我看到身边有人一边锻炼身体，一边看手机。

我说这样就不叫锻炼身体，这叫劳神费力，为什么呢？

当你身体同时分心做两件事的时候，身体就会变亏虚，这叫心逐二兔，则一兔不可得。就是说你想要同时追两只兔子，最后一只兔子都追不到。呵呵。

你一边想要锻炼身体，一边想把手机玩好，时间久了精神分裂也有可能。

现在那么多焦虑狂躁脾气差的人，做事老分心。人分心的事情做多了，同时分成五六份，专注力立马就分掉了。

我很看重做事情的定心。我在山里头治疗患者效果那么好，很大程度是因为患者或那些学员一进来，手机立马就停掉，没办法看，没信号，看不了，充电都没有用。哈哈哈哈哈。

有次一位膝关节退行性病变的患者，痛得不得了。

他说："医生千叮万嘱叫我不要爬坡，只能稍走一点点平路,还不能走远。"

我说:"医生讲的话只对你在城市里头有用,在山里那是不管用的。山里如同天堂,天堂有天堂的规则。"

这规则就是微笑跟运动,手机一丢开,我带他走三十公里。

从来不曾想过走十公里膝盖会不痛,结果他走了三十公里膝盖不但不觉得痛,反而好了,还说以后年年都要过来。

我说:"你只要专心走路不分心,在哪里运动都好。"

而一边跑步一边接手机,那就是在劳神费力,看似在锻炼,实际上叫劳损。

走路看手机伤肝;走路讲话,伤脾;走路想事情,伤心;有些人在大马路上跑步,汽车尾气多粉尘多,则伤肺;如果熬夜后第二天起来还去跑步,那就伤肾。哈哈~五脏俱伤。

五脏伤了,那不叫锻炼,那叫劳伤。

骨碎补,你看它的名字,碎骨可补,还真有

补益骨髓的功效。

骨碎补温，折伤骨节。骨碎补是温的，对于折伤骨节、关节骨折，搬东西拉伤了或者骨折了的患者，复位以后，用骨碎补煮汤汁，服用下去骨结修复能力会快很多，而且修复以后局部不容易留下后遗症。

因此，这位药物被认为碎骨可补，名曰骨碎补。

风血积疼。伤风或者局部有瘀血，震荡伤留下后遗症，痛得不得了，有一个金疮粉就是专门治疗伤筋动骨的。

伤筋动骨，想好得快一点，要干什么？

以前讲伤筋动骨一百天，说明筋骨伤好得慢。想恢复好，一百天内不能熬夜，夫妻不能同房。

很多风湿关节炎，大多是以前劳伤导致的，又没有得到很好的修养，其隐伤旧伤，一辈子都难好。

这点很重要，伤筋动骨一百天内保持洁身自好，身体才会恢复得很彻底。

这个金疮粉就是由骨碎补、自然铜、龟甲、

没药研成粉末，每次服2~3克，跌打损伤或者交通意外伤局部痛不可忍的，此方一下去活血化瘀，又能够修复骨节筋骨疼痛。

其实还有一种药酒。经常有患者问我，如家里小孩子玩的时候扑倒了，或者从高处掉下来怎么办。说大嘛事情又不大，说小嘛，又不小，孩子老是在哎哎叫。

这时，你可以用骨碎补两三斤泡入两三斤的浓度酒。泡出来如酒就是跌打酒，最普通的跌打酒，孩子的话可以用来外搽。

还可以放点红花下去，红花破瘀血止痛功效更好，药酒方里头，只要用来治跌打的基本上少不了红花。

如果严重掉头发呢？掉头发也可以用骨碎补。因为骨碎补补肾效果好，肾好头发好。

最能破血。骨碎补最擅长破血，跌打酒里常用它。

骨碎补还有一个功效，就是可以治牙痛，因为肾主骨。

有次一位患者牙痛得很厉害，吃了很多止疼药，效果都不理想。

我一问才知道原来他满口牙痛，他用骨碎补80克煮水，一吃下去牙痛就缓解了。这个方法已经用在很多人身上，效果奇佳。

中老年人牙痛，常常不是一两颗牙，而是满口牙痛，且隐隐作痛，肯定是肾虚。

单颗牙痛，可能是牙龈上火；满口牙痛，大多是肾虚，骨碎补一味药重用能够补肾止痛。

还有一个秘方，用六味地黄丸加骨碎补100克专治疗耳朵鸣响，以及脚跟脚底疼痛。

上次茂名有一位患者脚跟疼痛。我说简单啦，两招，一招就是用威灵仙跟醋一起煮水后拿来泡脚，另外一招就是用六味地黄丸加骨碎补来服用。

他说奇怪，治了半年没治好，用这个方法，两三天就好了五六成，一个月内彻底治好了。现在走路、挑担完全没事。因此，治疗足跟痛就用六味地黄丸加骨碎补。

有一个朋友很开心跟我讲，他一次捐了几千块钱去修路。

我想到，行善就像餐具一样，提供一次性快餐盒，人们吃饱后就丢弃了，那没什么好高兴的，人生还有很多餐盒。所以我们要做更有意义的事。

所以你行善一两次很容易，难的是你一生都坚持行善，彻底改变别人和自己的命运。

我们继续向下看，茜草。

茜草味苦。茜草又叫血见愁，茜草根红红的像血管一样。

便衄吐血。意思是说小便带血，吐血或者鼻子流血都可以用。

有一种妇人鼻子出血叫倒经，月经不能下行，导致鼻子冒出血。

这时，一味茜草30克煮水，或加点酒，妇人一喝下去，月经一顺，鼻血就止住了。这种经期流鼻血的，服茜草效果好。

经带崩漏。凡是妇人的月经过多，带下不止、崩漏，生用茜草可以活血化瘀，炒炭用可以止血。

茜草能凉血止血，所以外伤出血将茜草打成粉一敷就是止血散。

有一个十灰散方，是把十种草药烧灰制成，可以治疗各类血热出血。

茜草是妇科里头常用的，对血热很管用。血热的流鼻血和咳吐血，治疗时茜草常与生地、丹皮、赤芍一起使用。

好，我们今天到这里，更多精彩在明天。

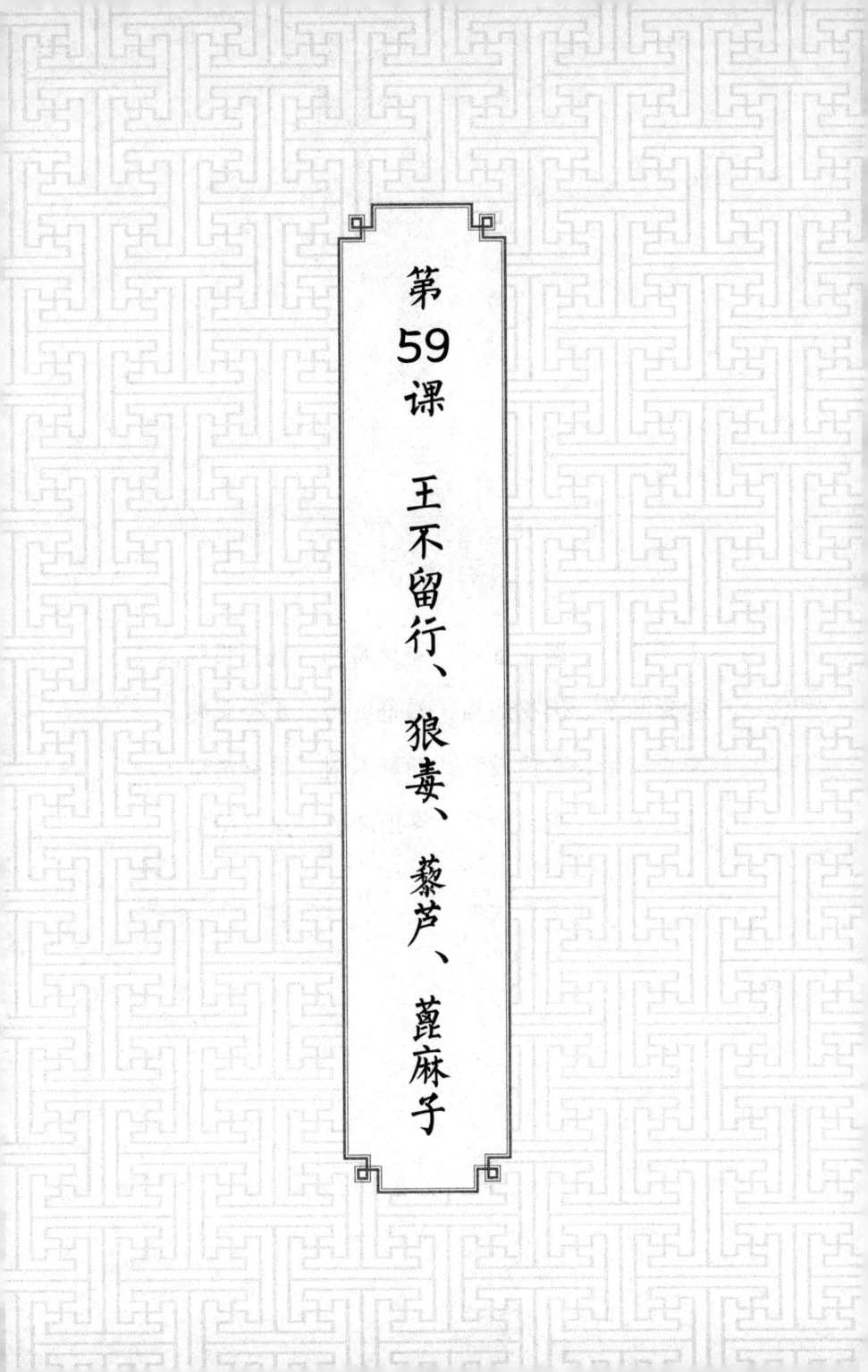

第59课 王不留行、狼毒、藜芦、蓖麻子

王不留行，调经催产，除风痹痛，乳痈当嗍。
狼毒味辛，破积瘕癥，恶疮鼠瘘，止心腹疼。
藜芦味辛，最能发吐，肠澼泻痢，杀虫消蛊。
蓖麻子辛，吸出滞物，涂顶肠收，涂足胎出。

1月2日

晴

湖心亭公园

好，继续讲《药性歌括四百味》，今天看看哪四味？

听说川仔要回去了，但是我在这堂课还要讲讲川仔是如何不爱惜自己身体的。

细数他伤身体的五大恶行。

第一条，他刚来的时候下飞机拿了一罐凉的矿泉水，说不要浪费了，于是干活干得发热的时候，凉水就往嘴里一灌。

这叫行寒饮冷伤肺。他的咳嗽当然好不了。所以这一条是自己造的。

第二条，他干完活，躺在椅子上或者草地上睡觉不盖被子。

所谓坐卧不当风，走路要挺胸。如果你体虚

的时候，坐卧当风，一阵风吹去可能就面瘫了。因为你在睡觉的时候，身体表面是完全没有抵抗力的。所以这一条又中招了。

第三条，他每周起码有三个中午在农田里头劳动干活。哎呀！累了饿了还不到外面去吃热汤面、热饭热粥，就在农场里头啃两个冷的绿豆饼。

本来他肠胃功能就差，这些冷的饮食一下去，伤得更厉害。这就是完全不爱惜身体的表现。所谓身体发肤受之父母，不敢有损，在古代这种行为叫作不孝，因为他不爱惜自己的身体。

第四条，在宿舍休息，到了肝脏该休息的时间，不睡觉还熬夜。

熬夜、久坐是伤身体的利剑，也是川仔的第四条罪过。

第五条，贪心。我叫他把《伤精病象图》从头到尾抄一遍。他也说这本书很好，要从头到尾抄一遍。

但是没看多久，他又换《四君子》了，三心二意，心逐二兔，一兔不可得，他想抓两只兔子，最后一只兔子也抓不到。

你们想要读两本书时，要一本一本地读。要记住身体虚弱的时候要养，身体强壮才可以练，不能一蹴而就，过于贪心。

身体虚弱的时候，你要靠早睡早起，靠习劳晒太阳，喝温暖的热粥、水，靠避风，避寒避冷，你要像妇女坐月子那样去对待。哈哈，以前人们认为应做到避风如避矢，矢就是箭矢。

人们体虚的时候，避风要像避敌人的箭一样，所以一分重视，一分强壮；十分重视，就十分强壮！

你没有重视，那身体就没有强壮可言。这辈子极大可能一直与疾病为伍。这是五桩罪过。

其余过错还有很多，不胜枚举。

为什么要剖开来讲？我们把恶疮晒在阳光下，就会好得快。人呢，把恶习暴露在大众面前，悔改的力量才会像箭一样快！

所以如果学生之间说对方的恶习，可能是诽谤。但是老师如果不说学生的恶习，那就叫作不负责任。

学生或患者过来之后还有很多恶习，以后慢慢再跟你们讲。一个学生或者患者一过来，他的言行举止，我们只要看上几眼以后，就可以找出毛病或问题。

将来的医生最厉害的，到患者的家庭里头看，看他的家居布局、家庭环境，吃的饮食，还有运动、睡觉规律，都可以把病甚至病的来龙去脉琢磨出来。

好！我们今天继续讲《药性歌括四百味》，第一味王不留行。

王不留行，调经催产。

王不留行的名字很霸气，大王也不能留住行走的愿望，所以这味药善于通行，最擅通阳明经，乳房属于阳明经所管。该药素来有通乳调经催产之功，上通乳汁，下调月经，假如妇人闭经或者痛经，王不留行加桃红四物汤，效果就非常好。

有学生问："王不留行加桃红四物汤治疗闭经或痛经是虚实都可以吗？"这其实看个人怎么去

配伍。如果患者嘴唇发白偏虚的，又痛经闭经的，也可以用该方，只不过用量要小一点。

小量流通气血为补。一个人虚，也要去干活，那么小量干活后气血流通就是补。如果是闭塞堵塞的实证，那就大量地使用，以通为补。

若贫血闭经、痛经的，当归、熟地多放点。如果是瘀血闭经、痛经，川芎、赤芍、桃仁、红花、王不留行多放点。

所以说医家的不传之秘在剂量。

除风痹痛。风湿痹痛可以用王不留行，为什么风湿痹痛可以用呢？

古人讲治风先治血，血行风自灭。就是血液流通后，风湿痹痛自然就被排走了。

王不留行走而不守，善入血分，行而不驻，可以催通经脉血气使风湿痹证尽去。

以前碰到一位乳房又痛，肩膀又痛的患者，痹痛肩周炎，我用黄芪桂枝五物汤再加王不留行、路路通，患者吃下去肩膀跟乳房的痛同时好了。

但凡伴有胸乳及周围疼痛的患者，你配伍王

不留行、路路通，疼痛就会减轻，如果患者为虚证，再加点补气血的药，效果非常好。

乳痈当啖。乳房疮痛肿块，都要用王不留行通经络。还可以配滑润的瓜蒌和解毒的蒲公英，三味药共消乳痈。

不管乳痈肿痛多厉害，王不留行、瓜蒌、蒲公英三味药的治疗效果都好。

如果妇人乳汁不来，中医有种说法：王不留行、路路通、穿山甲，妇人服了乳长流。

穿山甲是动物药，现在一般动物药少用。王不留行、路路通的治疗效果就很好，可以催乳，让乳汁涌出。

王不留行还有一个非常不错的功效，可以通利结石，利尿通淋。

假如膀胱或尿道里头有结石，用金钱草、海金沙、鸡内金、郁金之类的通淋药物，再加王不留行，尿就会喷涌而出。

气不够的，可以重用黄芪，尿量会比平常多一倍，即服用利水通淋药，再重用补气药，水多喝一点，再去跳绳，尿量会更多。

这就像河流一样，当河里的垃圾冲不走，就需要开闸放水。下游的揭阳地区定时要求我们五经富的水库开闸放坝，就是因为平时小水流冲不走的那些污垢淤泥逐渐堆积，需要定期的或是一两个月放一次大水，将那些污垢淤泥全部冲入大海。

人也是一样，定期的大便、小便通畅，身体就会好，如果最近大小便都变得很少、不通畅，你身体肯定不舒服了。

我们把大小便量变大以后，脏垢通通往下，身体也就好了。怎么变大呢？运动锻炼早睡早起，再加饮温开水配合好心态。

为什么大便不通与心态关系很大？

上次有一位大便不通的患者，很奇怪，他说自己吃了一切润肠的药食，效果都不好。

我看他眉头紧皱，就说："松这个字是什么？松开。紧呢？紧闭。凡事紧张的人，肠道会缩闭，而放松后，大小便就会量很大、很顺畅。"

经脉一松百病息，一紧万邪起！

一个紧张不安的人，如学生考场紧张，青春痘容易冒出来，这就是一紧万邪起。如果心态放松，参禅打坐也可以治病，读书听曲也可以疗伤，这就叫一松百病息。

前面提到的患者，我用四逆散加一些火麻仁、薏苡仁、杏仁、王不留行等药使大便顺畅。

他说这方比一切的润肠通便药都管用。我也是用润肠通便药，只不过加了四逆散放松心情、放松肝经。所以这点是一个经验。

好，我们接着看。我以前看刘渡舟老先生讲《伤寒论》的视频，他的视频拍得很模糊，拍摄效果还不如现在最差的手机拍出来的。画面又晃又花，声音也不清晰。但是，我们很认真地听，最后也听出很多好东西来。

我就想能够流传千古的，并不是说有尖端的科技录制，而是人讲课时慧光闪闪的风格。

只要人讲课的风格慧光闪闪那就行。所以即便没有麦克风，讲课的人很厉害，全场静悄悄，一根针掉地上也能听得到。麦克风再厉害，讲课的人再大声，也讲不进听课的人心里去，就是徒劳。

所以说课要讲得好，知识很重要。

狼毒味辛。狼毒有大毒。大毒之药一般外用的时候可以去毒疮，以毒攻毒。

破积瘕癥。那些癥瘕积聚也可以破开来。

恶疮鼠瘘。那些身体长鼠瘘、瘰疬、恶疮，痛不得了的都可以治疗。

怎么用呢？用狼毒跟蒲公英各60克左右，煎熬成膏外敷，如淋巴结结核，不论溃烂还是没溃烂，狼毒熬膏后外敷，都可以噬恶疮，就是把恶疮吞噬掉；淋巴结结核糜烂掉的，还可以收口。

止心腹疼。心腹里头有包块，如肠包块、肝囊肿，用狼毒、旋覆花、附子捣烂以后制成蜜丸，患者每次服几丸，坚持服用就可以消一切的食积、痰积、气积、痞块疼痛，肚腹胀大，面黄肌瘦。

大家不要以为狼毒有恶毒，就排斥该药。现在很多恶人，或者你认为是小人的，其实各自有功用。

正人要用其德，小人要用其功。就是说交朋友，心术不定但有才华、才技的人，就要运用好他的才华、才技，而正人君子要学习他的德行！

所以在古代皇帝会让有德的人去当官，让有能力的人去干事。

一个地方如果有德行好的人当官，有能力强的人去干事，那这个地方就会越来越鼎盛，一个集团也是这样。

昨天在农场的时候，燕子问："老师怎么做到与人无争，与世无求的？"

我说："与人无争并不是畏缩，与世无求呢，也不是退让。而是你要把这种争跟求的精气神通通收到身体来，用在写作、劳作、看病等事情上，你的作品才会响当当。

这叫好钢要用在刀刃上。好精神怎么能用在跟别人较量拌嘴上呢？怎么能用在脾气上呢？"

所以说这点是很重要，只有不明白没目标，没愿力的人才会整天吵嚷嚷。

我们继续讲黎芦。

黎芦味辛，最能发吐。黎芦药味是辛、苦的，也带毒。但黎芦是一味好药！患者吃下去就会呕吐，它是催吐药。

吐法，其实是中医八法汗、吐、下、和、消、清、温、补中的常用法。

你看汗吐下和，古人将吐法放在第二位，但吐法现在常被忽视，为什么大家不敢用？

患者害怕，泄下都害怕，那吐更害怕了。但是吐药就是专门宣通人体上焦。对一些痰涎壅盛引起的癫痫，体内的痰涎不吐出来，病就不会好。

黎芦与瓜蒂、防风合在一起配伍成三圣散，专治癫痫或者痰浊阻胸的中风。

痰一吐出来，就如同把心中块垒吐出来，人就放松了，有些人去喝酒喝到胃胀，很难受的时候一吐为快，吐后胃部就轻松了。

肠澼泻痢，杀虫消蛊。黎芦对肠道里的泻痢跟虫毒都有治疗效果，也可以外用治疗一些疥癣疮疡烂头发。此药多外敷、外用。

我们用黎芦跟轻粉捣成末，外敷，就会让疥

癣等疾病痊愈。

有些人头顶上烂发根，头发都不长，头皮烂疮，叫秃疮。直接用藜芦研成粉，用猪油调和敷在患处，那些烂疮就会好。这是治疗秃疮的专方专药。

好！我们再看。有人说钢筋铁铲很厉害，钢筋铁铲能把路挖开，也能把路上的积雪都铲掉。

这是阳刚的厉害，比阳刚更厉害的是温柔。铁铲钢铲虽锋利可以很猛烈地铲雪，但比不上阳光，阳光可以毫不费力地让雪都融化掉。这就像一个榔头，可以把冰疙瘩敲碎，但是不能把雪融化。

教育孩子，以打骂的方式可以让他服服帖帖，但是他心里不平。没有真善美阳光的语言和导引，孩子不可能真正上轨道的。这就像冰雪融化要靠太阳。

蓖麻子辛，吸出滞物。假如你运动的时候不小心或者在荆棘丛中穿行，那些刺扎在肉里头又不肯出来。蓖麻子捣烂了敷上去，刺就会被拔出来，蓖麻子能拔刺外出。

同样的机理，患者身上长一些疮脓，他把蓖麻子捣烂敷上去以后，疮脓就会被拔出来。

蓖麻子拔毒外出的能力很厉害，其实最厉害的还在后面。

涂顶肠收。什么意思？就是药物涂在头顶，下面的肠可以往上回缩。中老年人的肛门可能会掉下来，老妇人的子宫可能会脱垂。

这时蓖麻子捣烂，放在头顶百会穴上，固定了去睡觉，第二天肛门、子宫会回缩，或提高回缩能力。

涂足胎出。什么意思？这是指有些难产的妇人，把蓖麻子捣烂以后敷在她脚底涌泉穴的周围，胎会往下走。哈哈哈哈。

这叫上病下治，下病上治，所以有头病医足，足病医头。

顽固性头痛就会用到足疗法。这在兵法里叫声东击西。

蓖麻子是外用药，用蓖麻仁、醋、盐熬成膏

叫三神膏，外敷疮痈肿毒溃烂的患处，脓水拔出来以后，皮肤会再长回去。

好！今天就到这里，更多精彩在明天。

第60课 荜茇、百部、京墨、女贞子

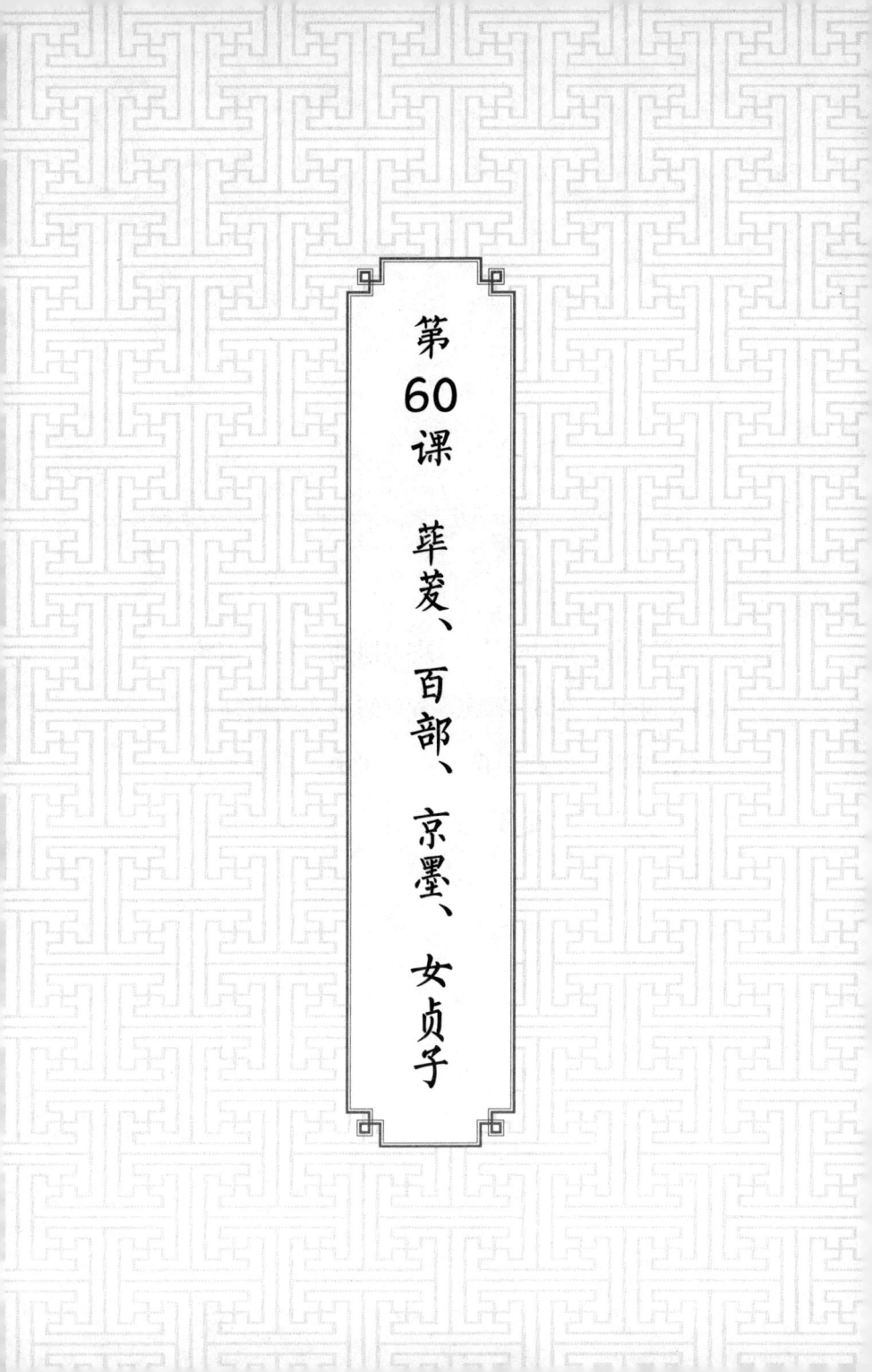

荜茇味辛，温中下气，痃癖阴疝，霍乱泻痢。

百部味甘，骨蒸劳瘵，杀疳蛔虫，久嗽功大。

京墨味辛，吐衄下血，产后崩中，止血甚捷。

女贞子苦，黑发乌须，强筋壮力，祛风补虚。

1月3日

晴

湖心亭公园

好，准备好了没有？今天看看《药性歌括四百味》的哪四味？

昨天川仔还在跟我说要那本《走向光明》，是阿华在网上特意给我买来的一本书。

书中都是经验之谈，有写到少年人是如何走出光明的。

孔夫子讲，少之时，血气未定，戒之在色。少年气血还没定的时候，要戒色。

否则少年人筋骨都长不好，人显得疲劳，或像老头子没有活力。

"及其壮也，血气方刚，戒之在斗。"

青壮年气血方刚时，要戒争斗。如同行打来打去，就不好。愚蠢的人会把朋友都变成敌人；

而高明智慧的人，会把敌人都变为朋友。

有句话叫仁者无敌，有的人还以为仁者最会打，天下没人打得过他。

错了，仁者无敌是由于仁者善于化敌为友，没有敌人，用握手代替吵架，用原谅包容代替指责斗争，这是很厉害的。

少年要修的是戒色这一关，中年要修的是戒斗这一关，老年呢？年老血气已衰，戒之在得。就是说不要得失心太重，这个想要，那个还想要，老命都要不了，都顾不到了，就不要计较太多了。

这是人生三部曲，这三关过得顺利，人生路就算是比较顺利；这三关没过，人生也顺利不到哪里去。

所以这本书川仔要得好，不仅如此，他还要诵各类经典。

我说："你读这本书，一定要像读经典一样，好好思考、总结。如果你拿起经典，还像看小说一样，随便对待，那经典都不如小说。用心读书比读什么书更重要。"

荜茇味辛。荜茇是辛热的，是温中发散的。《药性赋》讲"欲温中以荜茇，用发散以生姜"。

温中下气。荜茇能够让肚子里的肠胃蠕动力加强，把食物产生的闷气、逆气往下送。

胃寒呕吐、胀满的患者，荜茇、生姜联用，效果很好。

上次我们碰到口流清水的患者，用理中丸加荜茇、益智仁这些温中下气药，气下则清水下，胃暖则清水化。

疝癖阴疝。患者身体出现疝气痢疾之类的寒证，肚子冷痛受不了，可用荜茇。荜茇是辛热药，专治阴病。

哪些阴病呢？心腹冷痛，孩子们吃了冰饮以后，痛得肚子打架，嘴唇发白。

上次我们不是说要拍一个小电影吗？那天正好下霜，阿姨在洗衣服，手都被冻裂了。

阿姨旁边一个孩子拿出冰冻饮料就往胃里灌。然后阿姨就说："小伙子，你看我的手都被冻裂了，痛得不得了，你这冰饮喝下去，你的胃裂不裂呀？"

这就是很好的教育人的素材。现在拍广告，如果缺乏智慧，那广告越火，伤人越多。因此，不可以缺乏智慧，乱接广告。真正的大明星是不会乱接广告，他拍的都要有正能量的广告，事业才会步步高升。

凡是吃冰食冰饮过多，听多了冷言冷语，吹了空调冷风导致肚子冷痛不已的，都可以用一个叫大已寒丸的方子。

大已寒丸可以终结寒冷，不是一般的厉害哟，由高良姜、炮姜、荜茇、肉桂四味药组成，也叫温中四药。四平八稳，温暖中焦，专门治疗各类寒冷肌痛。

我碰到过最厉害的痛经，肚子隐痛。患者一痛起来，不要说上班了，饭都吃不了，不得不吃止痛片，还要很贵的那种。

我说顽固冷痛的，太简单了，像这种大量温中的，附子理中丸加高良姜、荜茇、小茴香等温中的药物，再配合肉桂补火助阳，止痛片就不用吃了。

这里面没有任何一味药是刻意止痛的，但是温中散寒，气血流通，没有疼痛。

霍乱泻痢。上吐下泻、冷痢就可以用荜茇，有个方子就叫荜茇丸，里面也是有很多暖中之品，其中荜茇、肉桂、干姜专治脾胃虚冷上吐下泻的情况。

若舟车劳顿又喝了凉水或冰饮，肚腹冷痛，上吐下泻，可以用荜茇丸，或者藿香正气丸，都可以起到暖中止泻之效。

荜茇还有一个厉害之处就是治疗牙痛。寒包火的牙痛，比如你在外面吃的煎炸烧烤过多，冰饮下去，体内的火发不出来，那牙齿会鼓一个包。

这时你用荜茇研成粉末涂在患处，或者煎水拿来漱口，患处一旦温散开来了，郁火发出来了，牙就不痛了。所以荜茇外用可止牙痛，可见它有止痛之功。

好，我们接着看，温中药能够让血脉柔软。

我们上次听阿婶说血压高吃不了热药，我却给她用肉桂、川芎、颈三药这些暖中之品，血压反而降下来。

她说:"奇怪,怎么我吃的那么多降火的药,血压都降不下,反而用热药把血压降下来了呢?"

我跟她说:"凉降之药,能降火;温暖之药,能够让血管调柔。"

人体的血管也喜温暖,不喜欢冷冰冰,而且凉冷之物吃多了血管都会变得冷硬,如同冷漠寒了心;温和之药吃了,脏腑会变得柔和。

你看那些冰箱里的水,吸饱满了冷风冷气以后,会僵硬成固体。人的脏腑等,如果吸饱了冷言冷语,冷饮、冷饭、冷菜,冷风冷气,血管就会很僵硬。

这种类型的疾病要用温中之品,如来看病的患者是僵硬冷漠的面具脸,我们就要给她温中,破冰。

百部味甘。百部味是苦甘苦甘的,可治肺热咳嗽。

肺热得很厉害的咳嗽要用百部,止嗽散里头用百部。如果你咳嗽总是好不了,《医学心悟》上面的止嗽散效果好。

一个摩托车司机经常大早上就出来载客,后来吹风就咳嗽,不敢再去载客。

我说:"你要等到太阳出来后再出来,除非有特别客人叫,不然的话就别那么早出来。"

行寒饮冷伤肺。他开车的时候开很快,那些风直接就通过鼻子嘴巴到肺了,所以咳嗽大半年没好。

我说这个习惯改了就好。司机用止嗽散吃了五剂后,咳嗽就好了。他等到太阳出来了,才出去载客,少赚几十块钱,但身体好了。

你前半辈子要懂得保养身体,这样后半辈子身体才养你。因为钱实际上养不了你,身体或者说是养生的意识才养得了你。

不管新久咳嗽,治疗时配伍百部都有效,甚至单味百部煎汤服用就可以止咳。医生用百部治疗止咳还发现一个奇效,就是它还可以治疗满脸痤疮。

治疗严重的痤疮,可以用百部50~80克。

我有一次碰到一位痤疮很严重,像绿豆一样大小往外爆突的患者,百部50~80克,一剂下去痤疮就平下去。这是一个草医郎中的心得,但是绝对不可以吃太多百部,寒凉伤中。

百部治疗痤疮的机制就是治肺热,肺主什么?皮毛。皮毛里头包火疮,你把肺热一降,疮就下收。

你看我们讲着课,湖心亭公园周围水面的鸭子都很兴奋,都会飞起来。我那天叫婉婷画了一幅画。什么画呢?一只鸡在笼里面很苦,天空中飞过一只水鸭子或者仙鹤。

笼鸡有食进庖厨,野鹤无粮天地宽。

快乐跟你吃多吃少、吃好吃不好,关系很小;跟你是否能自由自在地飞翔,关系很大。

所以燕姐、润雅都要出来单飞单干了。哈哈哈。医院里一千块钱一天的工资,还是比不过自己出来自由自在。

这不是钱的问题,是能不能自由看病的问题,当然我也不是说医院不自由,如果你的心能够修得很好，在哪里都是一样。

骨蒸劳瘵。骨蒸是指一个人骨头里蒸蒸发热，劳瘵一般指严重的肺痨。月华丸，古代的名方，就专治肺虚骨蒸劳嗽。骨头蒸蒸发热为何要治肺？

中医学认为金生水，肺主宣发和肃降，降肺可以滋肾，如果把肾比喻在地下，那么肺在天空中。地下干旱缺水，大家就要祈雨，人体祈雨可用百部。

以前跟老师抄方的时候，老师碰到一位骨蒸劳热很严重的患者，给患者用了大量滋阴药，效果不理想。后老师加了百部、枇杷叶，患者一吃下去，口干燥的症状就减轻了，晚上身体燥热也缓解了。

用滋肾的效果不理想，老师就说："在酷暑天里不断地挑水，挑千担水，都不能把干旱的田地滋润。但在秋天，天空中降下一两担量的雨水，满地都湿润了。"

我们客家话讲千勺万勺不如天滴一落，什么意思？就是说你千勺万勺不如天下雨。我们客家话叫落水、落雨，大雨叫落河，像瀑布一样落下来。

百部可以降肺热，使肾水得到滋润，肾主骨，蒸蒸发热的骨头就会变得滋润。

杀疳蛔虫。百部能消疳积杀虫，如蛔虫、蛲虫。患者用百部30克浓煎水，睡前服用，虫闻到了赶紧跑。用百部煎水后外洗还可以治疗妇科炎症，阴道滴虫、疥癣之类的。

百部杀虫止痒的功效是很出名的。皮肤疮痒，我们开皮肤药的时候，遇到瘙痒难愈的患者，应该加点百部下去。

百部治肺，肺主皮毛，故可治皮毛湿热瘙痒。

久嗽功大。咳嗽日久的用百部，刚才讲了，止嗽散功劳很大很大，不是一般的大。有多大呢？

当时周星驰去参加一个新片发布会，主持人问："这片是什么？"

答："美人鱼。"

主持人又问："这是什么片？"

周星驰答："这是一个大片。"

主持人："什么大片？非常大吗？究竟有多大

呢？"

星爷就说："到时候就看你的屏幕有多大了啊。哈哈哈~"

我觉得百部这味药治疗咳嗽，功劳很大，究竟有多大，到时候就看你功夫有多高。你功夫高了，那别人三年五年搞不定的咳嗽，你可以搞定；功夫低了，不能说是百部的作用小。

一次我路过刘屋桥发现繁星点点，刚好有两个人经过，就说这么黑，看不见不去了，连个路灯都没有。我一直走到了上车村，觉得这么亮，不走去，那都是损失，为什么呢？

你看同样繁星点点，消极的人，他看到的是黑，走不了；而积极的人即使是看到一线光，也可以看到希望。

消极的人条件很好，他都说不好；积极的人，哪怕穷得叮当响，只剩下一个茅棚，一片砖瓦，他都觉得条件太丰富了，丰足了，最起码还活着，还能干很多事。

积极的人，可以越活越灿烂，世界上的经典

作品、先进产品，全部都是这类积极的人制造出来的。

我一路走过，周围蛙声四起，叫得很欢。青蛙哇哇叫，普通人以为哇哇叫很吵，但是我听着就觉得很静，只有清静的地方，青蛙才能叫得这么快乐。

京墨味辛，吐衄下血。京墨由松烟末和胶质作成，是治疗吐血、流鼻血的要药。

假如患者吐血用上好的京墨6克左右，化成汤水后调阿胶，一口喝下去，吐血就治好了。

吐血治住了，流鼻血止住了，京墨止血效果好。

血是什么色的？红色的，是心所主。心火被什么所克？肾水。肾水的颜色是什么？是黑的。

水能克火，血见黑则止。有人流鼻血或者割伤流血了，在农村抓一把黑色的草木灰一敷，血就止住了。

凡物烧炭能止血，所以很多草木灰都有止血的功效。经过火烧的草木灰还能消炎。

吐衄下血可以内服京墨，刀伤之类的流血可

用京墨外涂。

产后崩中，止血甚捷。捷是快捷之意，妇女生完孩子过后子宫大出血，止血需要非常快速，十灰散里头就有京墨，引入血分止血。

京墨还能凉血消肿，与醋调和敷在患处就能见效。京墨可以消肿，醋能酸收。

好，我们接着看。上车村的兴哥跟我说："我有一片地可以卖给你，要不要？"

我说："不为儿孙买美田。哈哈。"

汉朝时，有一位厉害的人物，他叫萧何。当时大家都是大功臣，所有人都封到了好的地方。唯独萧何，挑别人不要的地方，选了近山的、不肥沃的土地耕种。

史学家考察汉朝建立后一两百年各家的情况。结果发现，分到好地方的大户人家有很多沦落为乞丐，唯独萧何这一家日益鼎盛。

学者觉得很奇怪，为什么当时萧何会做出这种举动？一研究，原来他深谙古代家训，认为贫贱能生勤俭，勤俭能生富贵，富贵生骄奢，骄奢生淫欲，淫欲生贫贱。

若是让子孙处在富贵状态，他下一步就是骄奢，骄奢后就淫欲，淫欲最终就会归于贫贱；而让儿孙生在贫贱状态，他永远都勤俭，向富贵发展，富贵后就布施出去，再退到贫贱，然后又勤俭，勤俭又富贵。

商圣范蠡为什么三起三富，三聚三散财呢？因为他就永远记住"勤俭"两个字，所以永远都会处于富贵的路上。

争田圈地，胸中原无大志，新天盖地，方显英雄本色。就是说必须有新天盖地之志，而不是图谋眼前的一两片田地，要让天下更多人拥有田地，并不争执田地，这是更高的。

拥有田地是普通的目标，让更多人对富贵不执着，则是高尚的目标。我们要做的就是让患者不要过于执着，不执着能快快乐乐。

女贞子苦。为什么叫女贞子？一般贞是坚贞、贞洁之意。女贞树在恶劣的环境下也能生长，故名曰女贞。女贞子是女贞的果实。

我们跟老师冬天去采女贞子,已经是下雪了,甚至冰霜,女贞子还挂在枝头,亮亮的乌黑乌黑的,说明它比较耐寒。

黑发乌须。女贞子能乌须黑发,由女贞子跟墨旱莲组成的二至丸专治疗老年人耳鸣,须发早白。

北京有一位老先生,我看他的医案,发现他很喜欢用女贞子、墨旱莲来治疗肝炎,而且效果好。

比如今天我们治疗的县城来的患者,吃了五剂药后,转氨酶就降下来,回归到正常了,她说:"走路越来越快了,脚越来越有力。"

转氨酶高是肝脏有炎症等病变引起的,不一定要消炎,而要用一些滋水之药,滋水养阴,水满了,火降了,炎症就消了。

二至丸滋肾水息肝火,当用大量补药的时候,加点女贞子、墨旱莲滋水温补,以免木燥起火。

以前老先生开方都很精彩,开一些暖阳的药如肉桂,就要加一点当归、女贞子之类较平和的,这样不会容易上火。

强筋壮力。女贞子可以强壮筋骨之力。

祛风补虚。女贞子能够补虚祛风，血气养足后，虚风自愈。

好！我们今天到这里，更多精彩在明天。

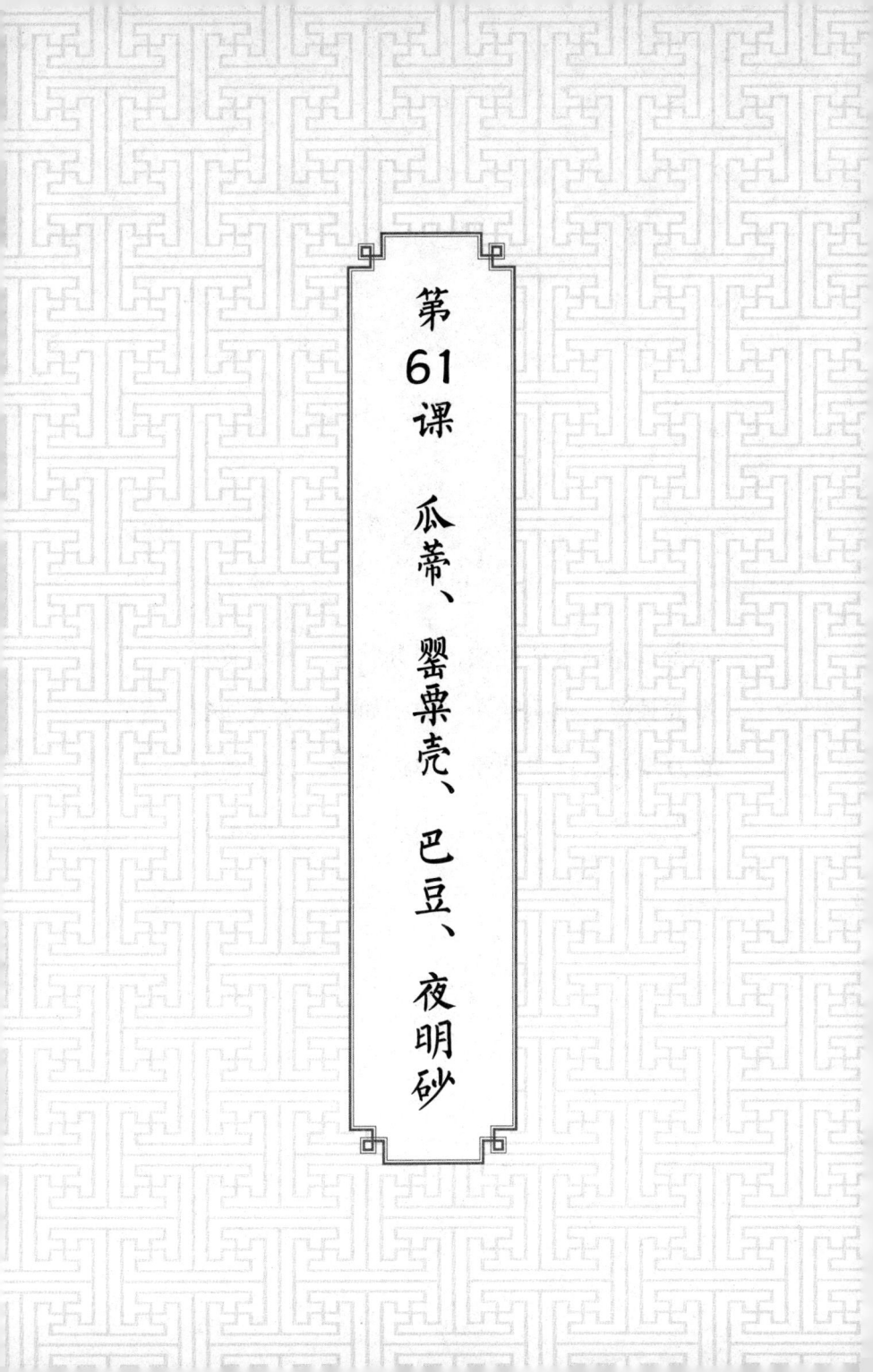

第61课 瓜蒂、罂粟壳、巴豆、夜明砂

瓜蒂苦寒,善能吐痰,消身肿胀,并治黄疸。
粟壳性涩,泄痢嗽怯,劫病如神,杀人如剑。
巴豆辛热,除胃寒积,破癥消痰,大能通痢。
夜明砂粪,能下死胎,小儿无辜,瘰疬堪裁。

1月4日
阴
湖心亭公园

好！今天看看《药性歌括四百味》的哪四味？

刚才我看了一小段曾国藩点评亲王的内容，曾公只看了亲王一眼，就说："天底下聪明人我相信是有的，不过很多人的聪明都是小智慧小聪明。"

如果一个人举动轻浮，即使拥有小聪明，他所做的谋略也可能朝令夕改，做很多事情也会经常改变自己主张，不笃定。

曾公一眼就看出了人心，观人学实在太厉害了。

所以你们过来学习的，不要怕，即使真的很差，在老师这里努成成长，最终都不一般。

昨天婉婷画出来的萝卜白菜画，哇，我一看两三千阅读量，顶得上金宝跟润雅的总和。哈哈。

这叫用力小而收获大，当然也不是说真的用

力小,她的一幅画也要花大半天时间,以后会越画越出彩,越画越轻松。

我昨天跟你们讲做事情有三个阶段,一是要做得漂亮,二是要努力做得轻松,三是做事情的量要大。下面我们具体讲一下。

第一阶段是要把事情做得很漂亮。即使三天画一幅画,能得到三五千,甚至一万点击,那就很好。慢慢地,你会做得越来越漂亮,这需要不计代价、成本跟付出。

第二阶段是要把事情努力做得轻松。我刚开始写跟诊日记时,一天才写一篇,其他啥也写不了。后来慢慢地越写越轻松,半个小时写一篇,写完了,剩下还有大半天用来干什么?

可以用来去爬山采药,然后写《万病之源》或写其他的书籍。

所以在做得漂亮的基础上,日积月累就能把事情做得轻松。轻松之余,你就可以大量地铲稿、铲图、铲文字。

最后第三阶段,就是量要大。

所以先求质，再求轻松，最终求数量。

最近我为什么总要否掉金宝的师说呢？因为有量而没质了，这是关键瓶颈。

像爬尖山峰一样，已经要上高峰了，越来越斜，越来越陡，你想要快一点，结果却滑下来反而慢了。

瓜蒂苦寒。瓜蒂性味是苦寒的，有小毒。

善能吐痰。痰涎堵在胸肺上不去下不来，这时候就要用到吐法。中药就这么神奇，你服用进去，痰涎就会吐出来。

有些人吃完东西以后，肚子胀闷，第二天起来时，还没胃口，服用瓜蒂散（瓜蒂、赤小豆）下去，那些痰涎宿食涌吐出来，胃部轻松了，食物就进得去了。

如果有人误食了一些毒物中毒了，服用瓜蒂散也可以使那些毒物及时吐出来，毒就解了。

以前在民间药房，瓜蒂散是草医郎中身边必备的，因为随时可能遇到有人中毒，这样方便及时救人。中毒之人服用瓜蒂散就等于洗胃了，吐出来就相当于洗过一次。

消身肿胀。瓜蒂可以消退身体的浮肿发黄。怎么用呢？用瓜蒂研成粉末，把那粉末吹到患者鼻子里去，能祛湿退黄，消身体的浮肿，甚至鼻子都会流出黄水。

瓜蒂起提壶揭盖之功，肺气宣通过后，黄水就往膀胱处输布。

有些人大小便积滞，腹部肿胀，排不出来，通下都搞不定，那就用宣上的，像茶壶不断地往下倾斜，倒不出水，但把盖打开来，水就下来了。

瓜蒂就开肺盖的，涌吐开肺盖。

并治黄疸。瓜蒂是通过开肺盖，宣通肺气来治黄疸，与茵陈蒿、栀子治黄疸机制不一样。

茵陈蒿、栀子治黄疸是把下面管道打通，让黄水从下面流走；瓜蒂是把你的口鼻宣通，流出黄水以后，全身的气血津液代谢，就会归到膀胱。

怪病多由痰作祟。如果是癫痫病，我们知道患者会倒地口吐痰涎，四肢抽动。因痰致病，痰在上的要涌吐，在中要健运，在下要泻痢。

痰涎在头胸的患者，讲话都有痰鸣声，瓜蒂散服用下去可以把痰涌吐出来。

单味瓜蒂炒黄以后打成粉末，用温水调和，那些癫痫发作的患者喝下去，痰涎大口大口吐出来，身体就清爽了。

这是瓜蒂的厉害之处，不过现在已经很少人用吐法了。

大家是谈吐变色，其实我说吐不可怕，你畏惧这些治法，畏惧疾病，才是不明智的，才是最可怕的。

好，我们接着看。那天上车村的阿叔说："你从早上看病、讲课到写作，再到下午在农田干活，这么拼命，是不是太辛苦了？"

我说："只要做自己喜欢的事情，都不会觉得辛苦。记住一点，没有一个艺术家不是做自己喜欢的事情而有所成就的。"

这件事情做得很郁闷，要么就换了，要么你就调整心态，不然的话抑郁或狂躁就会随之而来。

我说："我能从早干到晚，不是我资质比大家都好，也不是我能量比你们强，而是我比你们更热爱中医、热爱田园、热爱习劳。"

我对中医的热爱，就像小孩子喜欢打球一样，我把铲子、锄头也当球打。

粟壳，又叫罂粟壳、米壳，你药方写米壳，他也会抓粟壳给你。

粟壳性涩。罂粟壳是收涩的，你不小心一吃多以后，大便会坚硬。以前抽鸦片的，抽多了大便堵结在肠中，三五天排一次大便，甚至还排不出来。为什么抽多大烟的人大便干结？

第一，烟是收涩；第二，熏蒸肺部，肺部干燥。肺与大肠相表里，肺干则肠燥，大肠坚燥。

泄痢嗽怯。腹泻可以用粟壳收涩。长期腹泻肠都拉滑脱了，你在辨证方里头加罂粟壳，如用固肠丸治疗久痢不止，加入罂粟壳效果更好。

如果咳嗽久不愈，有一方小百劳散，即用罂粟壳、乌梅专治咳嗽几个月的患者，或晚上咳嗽汗往外飙，气收不住。

罂粟壳、乌梅两味药一个涩的，一个酸的，酸涩俱能收敛，可以把咳嗽收敛住。

初起为邪实，久病乃体虚。记住，小百劳散不是治疗那种感冒初起的咳嗽，而是久病体虚时才可以用。

良叔用了很多罂粟壳来煲茶叶，做成茶却不是他自己喝的，而是给咳嗽浑身又关节痛的老年人。老年人咳得关节要散架，很难受的时候，给他用罂粟壳煲的茶叶泡一壶喝，很快咳嗽就止住。

那些大病重病后期，体虚劳嗽，关节又痛的患者，可以喝这种茶。因茶叶含有吗啡，又有强大的镇咳镇痛作用，患者喝完感受截命如神。

粟壳截除这些病痛如神，效果非常好。不过，我告诉大家，针没两头尖，物不能两全。粟壳不仅治病这么神，杀人也如箭。

杀人如箭是什么意思？危害很大。我国法律规定，不可私下种植罂粟，不管三棵还是五棵都是违法，这要记得。

违法案例曾报导，一些餐饮店为了吸引顾客，会在汤料里头放一些罂粟壳。罂粟壳一放进去，你隔着三条街都能闻到香味，口水也会往下掉，而且吃一次还不过瘾，想要反复去吃。

有些熟食，放了罂粟壳做好以后，一旦拉到村口烧开，气味散开，整个村里的人都要吊出来了。就像钓鱼一样，鱼饵一放下去，周围鱼就游过来。

好吃的东西，不一定对身体真好，舌头尝过味道，可能就是胃受罪，身体受罪。

大家要警惕，要注意罂粟壳杀人如箭，但是也要记得其止痛的效果真的很神奇。无论是单用或是加入方剂里，碰到癌症、绝症后期，百药乏效的时候，止痛药还真得放一些罂粟壳进去。

胃癌、肠癌、还有一些肝癌疼痛严重的，适当加一些罂粟壳，可以缓解疼痛。一个人疼痛缓解后，身体舒服了，抵抗力就会提高，不会那么恐怯。

好，我们再接着看。上次有一位城市回到镇上来的朋友，我说："要去多锻炼啊。"

他说:"小山村里一没健身房,二没跑步机,怎么锻炼?"

我笑着就跟他说:"只要你有锻炼的心,石头路就是跑场,田埂就是练功房。"

大家想健身,不一定要去健身房,卧牛之地可以把身体练强壮;想学画,不一定要上艺术馆。

王冕对着一片野莲池画莲藕,也可以画出高尚的境界。当时王公贵族争相抢购,惊叹一个放牛娃都可以把画画得登峰造极。可见学医、学画、锻炼,都没有什么条件、技术限制,你只要肯练肯画肯学,就能做好。

昨天润雅发一条短信给我,说湖南又有一些学生要过来,我没回,为什么呢?

不用回。若学生极其迫切,我不用讲,他们也会自动跑过来,像金宝跟你们一样。如果迫切心不足,说明锅还不能开盖。迫切心很足的时候,九牛都拉不回,一定要来学医的人,老师指点一个成就一个。

有人认真地研读公众号,看了三年也没有成

就，但来了以后，可能三天就成就了。

我们这里一定要来一个，就要让一个成才，像润雅、金宝还有婉婷这样的学生，只要来一个，就必定成才一个。还有阿华这类的，至于川仔，川仔也快了。哈哈哈哈！

巴豆辛热。巴豆性烈最为上，药性非常烈，人吃了，哪怕就一点点，也会拼命拉肚子，但很奇怪，老鼠吃了越吃越肥胖，越吃越胀。

鼠类的实验或动物实验不能完全跟人等同。有些情况还要靠临床实际去体会。中医《黄帝内经》从来都讲自己去悟，自己去体会。

除胃寒积。肠胃里寒冷得像针扎锥刺一样疼痛，大便积滞在里面，这时怎么办呢？用巴豆、干姜之类的温热药，小剂量用肠道就会暖洋洋。

破癥消痰。癥瘕积聚，痰饮堵塞，以及小孩子喝多奶后食物停积在那里，痰涎壅盛，用万应保赤散，里面就用了小剂量的巴豆、神曲相配，可以消滞。

大能通痢。巴豆可以通利大小便，消除鼓胀。

服用巴豆有一个技巧，从小剂量开始，不要多，一点点提升剂量，吃到二便通利的时候，就停了，效果刚刚好。

以前有一位大医家，自己腹泻且久拉不愈，所有周围的医生都讨论给他健脾、除湿，没有效果。

老医生已经八九十岁了，岌岌可危，后来一位年轻的医生给他开巴豆。老先生心想，你还给我用药性这么猛烈的泻药，岂不要我老命？

老先生又反过来想，虽然后生很年轻，但他名气也很大，也是当今时代众望所归的人物。

他说："我不信你信谁呀。"老先生便照这个方子服用下去，一剂泻痢就治住了，但心里很好奇，巴豆不是大通二便的吗？

后生说："严重的泻痢日久，痢无止法。体内的那些黏滞之物，拼命收涩收不好，你排干净后，病反而会好。泻痢一旦排空，病立马好了。"

好！我们接着看。其实每天在田地里头有不少重体力活，究竟有多重呢？

看看你能挑多大，如果是重体力活，我觉得碰上玩乐的心，你就是在修炼，在强壮。如果那些轻活，叫你浇点水，碰上抗拒的心，不想干，那你就是折腾跟损耗。活无好坏，全在于心。

那天川仔看刺树底下那片田，才转眼一个下午不见，谁挖的这么多，为什么呢？

我说："这是森哥挖的。"森哥过来后大家才知道他是来强壮身体，不是来干苦活。

我觉得拳击运动员天天冲拳三五百次，甚至一千次，都很兴奋。难道你锄地三五百下，挑个二三十担水就会累吗？那是因为你心没调整好，你若把干活当作修炼的话，你会日益强大；若当作无奈的干苦活，你会越来越累。

好，接下来再看夜明砂。

你们知道夜明砂是什么吗？蝙蝠的粪便。那望月砂呢？哪个动物会望向月亮，而且会奔向月亮？兔子。

蝙蝠的粪便叫作夜明砂，兔子的粪便叫作望月砂，两者都是大药。

夜明砂粪，能下死胎。夜明砂能降浊，以前有些妇人怀胎后胎死腹中，服用夜明砂后就能落胎，可见其有强大的降浊之功。

小儿无辜。小儿疳积在肚子里头，夜明砂可以消化掉。

瘰疬堪裁。瘰疬积滞也可以用夜明砂。

你看蝙蝠夜出眼目都很光明，其实不仅明目，而且感应很强。

夜明砂还有明目之功，治疗夜盲，可以用夜明砂配苍术、枸杞之类的服用，或有些老年人眼睛很暗浊的，服用夜明砂后会排掉眼睛的暗浊之色。

如果肝热目赤如兔子眼，单味夜明砂炒焦研成粉，拿回去一吃就好。

我们当地还有一种病叫作"鸡眨眼"，就说鸡一到黄昏就慌了，哪都不去了，要进笼子，看不见了，就是所谓的黄昏盲，用夜明砂捣烂以后跟猪肝一起煮汤服用，就可以治疗。

上次橼的爷爷到地里来干活，一到太阳下山

赶紧跑，不跑就看不见路了，用夜明砂跟猪肝一起煮，吃了就可以目暗生辉。

好！我们今天就到这里，更多精彩在明天。

第62课 斑蝥、蚕沙、胡黄连、使君子

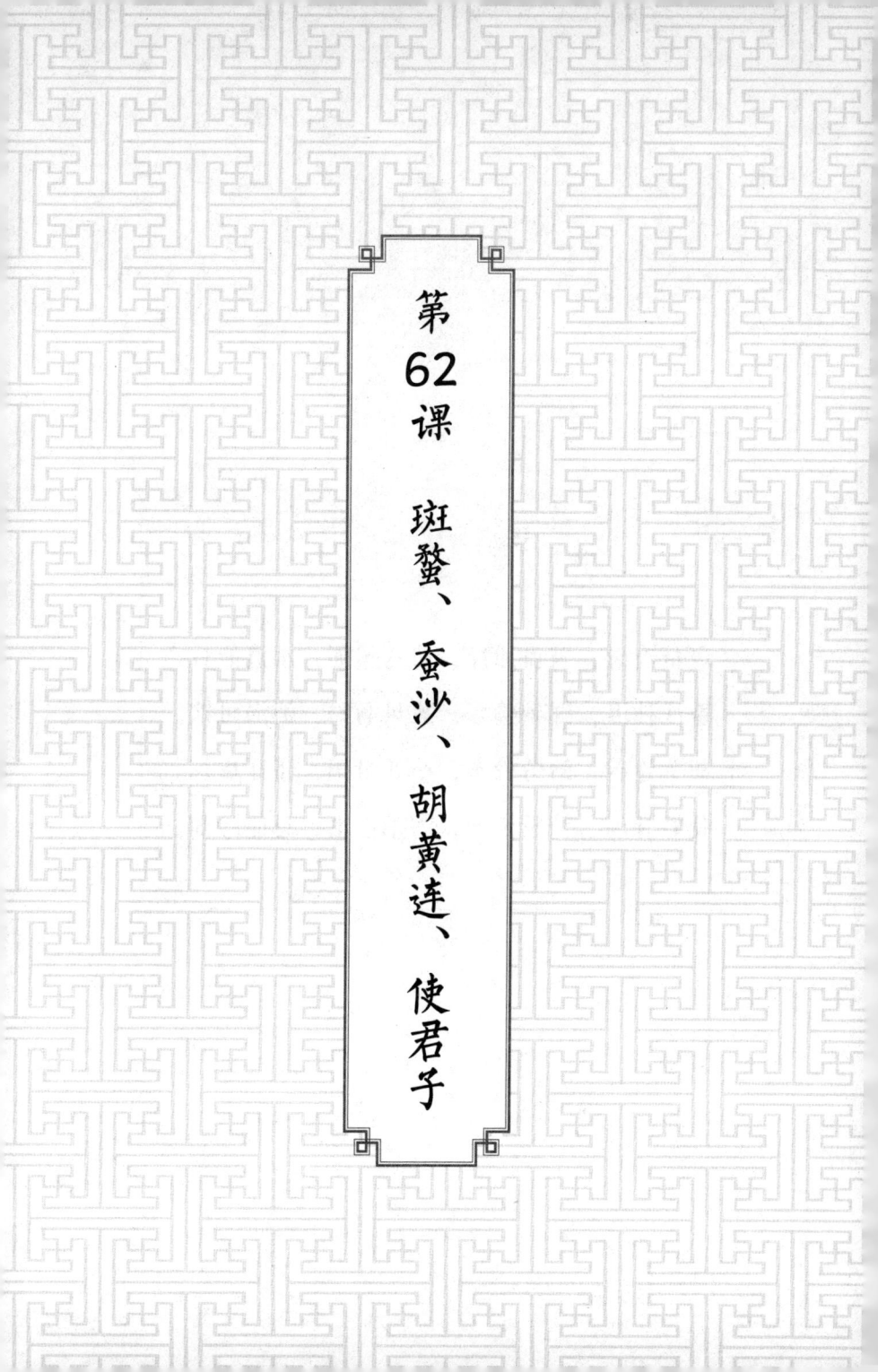

斑蝥有毒，破血通经，诸疮瘰疬，水道能行。
蚕沙性温，湿痹瘾疹，瘫风肠鸣，消渴可饮。
胡黄连苦，治劳骨蒸，小儿疳痢，盗汗虚惊。
使君甘温，消疳消浊，泻痢诸虫，总能除却。

1月5日
雾
湖心亭公园

准备好没有？今天看看《药性歌括四百味》的哪四味？

我大学的时候，大一就开始运用逍遥散，大二就用血府逐瘀汤治好一例十多年顽固头痛的患者。大三大四的时候，寒暑假一回家就有亲朋好友来看病。

当时我就很不理解，我上本科的时候已经开始开方治病了，有些博士生毕业出来的，还不怎么会开中药方，也没亲手救治多少病人。

我就想任何行业，你若喜欢了，那就是入门，你不喜欢，就吃了闭门羹。哈哈。所以学好一样东西，首先要靠你的兴趣，俗话讲兴趣是最好老师，到处拜名师，不如先提升兴趣。

如果你很喜欢做菜，就可以成为超级厨师；很喜欢脚底推拿按摩，就可能成为优秀的推手；很喜欢拍电影、拍戏，就可能像周星驰一样可以成为喜剧大师。

一年一影帝，百年周星驰。普通的人，他拍喜剧，只是红一阵子，而星爷可以红一个时代。

昨天我看到一个小伙子在看笑话，拿着那个手机哈哈大笑。

我想："普通人是因笑话所笑，如果是星爷，他看笑话，他会怎么反应呢？"

星爷先是沉思，最后也会笑，而更多的是在看了这个笑话后，思考怎样让天下的观众都哈哈大笑。

这就是喜剧大师跟观众的区别。他们不能只做他人的观众，还会做使众人愉悦的导演。

我也是如此，看到一位恶病患者时就想，不单要把患者治好，还要让更多人成为中医高手。

如马云，即使碰到生意失败，或者做得不成功，求职碰壁，只想着怎样让天底下没有难做的生意；而星爷呢，就想着怎样让天底下没有不开心的人。

有个网友评论说："都说我们欠星爷一张电影票，其实我觉得还欠星爷一笔医药费。"

他说："为什么呢？我抑郁时期一直在看他的《唐伯虎点秋香》，给了我很多正能量。哈哈哈哈哈哈，百看不厌。"

人的思维决定一切，比如你拿起一本书来，它能够流传下来，一定是为广大人民群众利益着想。

当时我学血府逐瘀汤，知道它常用于治疗奇难杂症，在治顽固头痛时，我还加了全蝎、蜈蚣这些虫类药，十年头痛，五剂药就好得七七八八了。

斑蝥有毒。斑蝥是虫类药，会走窜，有毒，且不是普通的毒，而是剧毒，能使皮肤破烂开来，正好利用其有毒之性，治疗恶疮不溃，或皮肤脓肿溃烂老是不收口。

斑蝥研成粉末，外敷在皮肤上，就是治恶疮的特效药，一味药就能够把恶疮吞掉，好像老虎吞掉一只羊一样,有这个魄力。

恶疮碰到斑蝥,像老鼠见到猫。斑蝥是恶疮的天敌。

破血通经。斑蝥可以是破除瘀血,通开月经。

最严重的闭经可能出现子宫瘤结,一块一块的板结。治疗时可以加用斑蝥,通利大小便,把那些经血恶血都通出体外。

诸疮瘰疬。疮肿或脖子里头长一粒粒的结节,用斑蝥制成粉剂,里面要放冰片、麝香之类的开窍药,效果更好。

很多外用药都会加入冰片或麝香,大概是因其可以开窍,还有止痛之功。

含有冰片、麝香类的外用药抹上去,皮肤就感觉凉麻凉麻的,感觉机体的毛孔都被打开了,这便于斑蝥等进入发挥效用。这就像冰片、麝香类开窍药把敌人的城门破开了,后力部队就能冲进去,反之,没有破门,后面就不能进入。

有个成语叫破门而入,破门都要靠冰片、麝香之类的开窍药,而后入的大军,就是斑蝥之类的，进去以后让那些恶毒收敛起来。

毒疮也很聪明，在体内会自动形成一层表膜，像痤疮，还有一些恶疮形成那个膜，你要用刀割开来，或者用斑蝥等使疮肿破开，脓水流出来，再用一些生肌药消肿排毒。

告诉你们哦，我们以后会有《三十六计与中医》和《孙子兵法与中医》两本书，就是用兵法、计谋与中医知识相结合治疗疾病，有时要声东击西；有时要明修栈道，暗度陈仓；有时候要破门而入。

以前读兵书为了什么？为了当将军、宰相，为了扬名天下，现在和平年代读兵书，是为了治病修身。兵法既是正法，也是要法、治法。

以前那些上乘的军官、将领都通中医，或诸葛亮、张良、鬼谷子之类的谋臣，也都很通中医，普通疾病的治疗也信手拈来。

诸疮瘰疬，水道能行。斑蝥可以通利小便，尿道结石、膀胱结石板结，普通植物药通不了，加动物药，就会通得快。

动物药一般走得快，但也有一个不好之处，把控不好的话，服用动物药后，那些癌症、肿瘤就容易扩散开来，但是若用得好，那些积聚就可以破散。想要把动物药用好，前提是要保护充足正气，而用这些虫类药，一般后期要用扶正的药把脾胃给提起来。

水道能行。斑蝥能利水，因为有强烈刺激性，也有破血之功，故孕妇禁用。

以前有些郎中拿膏药专门给别人贴背，或者贴腰酸背痛地方，一些人贴几剂过后，皮肤烂了，那些脓水流出来却很轻松，一年都很舒服。这是中药的发泡之功，可以拔毒水外出。

好，我们再接着看。我们在村里头，因鸡啼一声盖过一声，早上不用闹钟，也能早起。

那些打麻将的阿叔，经常打到两三点才睡，听到一群鸡啼就说吵死了。

因为阿叔睡太晚，鸡起来他可能才刚睡，所以抱怨很吵。对于我们一早要起床做事的人来说，鸡鸣就是上天安排的闹钟，是值得高兴的事。

你如果早睡早起，天地在助你；你如果熬夜不起，那天地累你。

蚕沙性温。蚕沙是蚕的粪便，可以入药，而且还是大药，对于哪些方面效果好？

温痹瘾疹。对于风湿痹证和荨麻疹的效果好。荨麻疹患者，皮肤瘙痒，从头痒到脚，我们将蚕沙加到风药或解毒药里，瘙痒会好得很快。

古代的方蠲痹汤里就有蚕沙，对于关节痹痛尿又黄的湿热痹证效果好。

瘫风肠鸣。中风偏瘫，肠子呱呱叫，泻痢，可以用蚕沙，这是一个秘方。蚕沙装入纱布袋里蒸热，放一些酒进去，再次蒸热以后，哪个地方动不了，你就拿热敷包敷在那里。

如果老年人四肢活动不利，用这个热敷包敷久了就能伸直了、顺了。

为什么呢？蚕沙本身能祛风，通经络，同时热敷以后，凡药遇温则行，遇寒则凝。

凉茶喝多了会伤阳气，要热来喝，这样既能起到凉茶下火的作用，而且又不会伤脾胃。

有些人上火了喝凉茶，结果喝出胃寒、胃痛。凉茶热服还可以活血脉，解毒。

哪个地方关节僵硬痛，坚持用药很关键。蚕沙加酒蒸热过后，天天热敷半小时，本来活动不了的关节炎如肩周炎，都可以活动或举起。

我发现树枝凡逢到秋冬天，便是硬邦邦，风一吹就断了；逢到春天，却很温柔，风吹来吹去，似风吹柳叶一样，很柔和不会断。

秋冬天寒凉万物杀，春天温暖万物发。

人多喝温开水，用这些温敷、艾灸之法，可以让筋脉柔和。逢到节令节气交换前，用温敷、艾灸之法，身体筋脉就会轻松，便会减少生病，不然好多老人顶不住，就去了。

有一年冬至前，五经富走掉很多老人，那不是一个个走，而是一批批地走，搞得各方面人手都忙不过来。

当时我们对面的村子，一个多月走掉10位老人，半年走了18位老人。

为什么呢？那段时间天气剧烈变化，老年人

受不了，便容易生病或出现其他情况。

有位90多岁的老爷子刚好在找我调理身体，我便叫他用蚕沙或红豆蒸热以后温敷，哪个地方痛就敷哪里，从头敷到脚。结果，节气变化的时候，别人吃救心丸没救过来，他用温敷顺利度过去了那个冬天。

老年人心脏动力不够，就需要多晒太阳提升阳气，冬至以后天气寒冷老人受不了。

哇，一下子进入冰河世纪，好多心脏功能不太好的人就冻死了。

蚕沙温敷法，不单可以解救普通的风湿关节痹痛，最重要的是可以救治老年人。

老人碰到交节气病，身体快要过不去的时候可以用蚕沙热敷调理。我们当地还有好多八九十岁的老人，因为年关将至，家里人不希望老年人在过年前死去，就拼命买安宫牛黄丸、救心丹等一大堆丸药来灌。

其实只要知道这个普通的蚕沙温敷法，老人便会少吃很多药，而且多活很多天。晚上给老人泡脚按脚，平时就用温敷法，红豆也行，蚕沙也行，温暖流通气血。

温敷后胃口好，老人的消化就好。

消渴咳饮。蚕沙应用里面有很多妙法。

消渴症的患者，特别是湿热重的，可以用蚕沙治疗。因蚕沙能降浊，浊降则清升，浊气一降下去，口中就会生津。好多消渴患者上渴下消，干渴得很厉害，喝水又不解渴，这时用蚕沙疏通经络，降浊生津。

好，接着看。我曾经游学时，碰到一些同学、同参、同修到外面学习，室友出现呼噜声，觉得心很烦，想要换床，想要换地方。

我觉得人最重要的不是拼命地在外面换地方，而是要调整自己的心态，心性。

大家刚来的时候，包括金宝、润雅，甚至还有婉婷，我要赶你们走。老师天天都要赶你们走，把你们的过去赶走，获得新生，脱胎换骨。

一个人心清净了，虫鸣蛙叫都是催眠曲，心如果烦恼了，呼吸声都很吵，像拖拉机。有的人在一个地方反复摔倒了,这说明这一关他考试没过。

一个人想要真正改变命运,就要改变心性,不然还要继续受挫。

心性功夫上来了,做什么事情都安顺。之前高屋村的一位风水先生遇到一对夫妻要离婚,于是劝说:"你们别离了,互相理解,日子会越过越好的。"

夫妻两人不听劝,离了,而且家产分得光光的,后来两人都不太顺,很穷困潦倒。本来两人之前是做小生意的,后来也只能去打零工。

胡黄连苦。胡黄连是苦味的,苦味药有一个重要特点,清热。

身体有点热气,上火了,搞点苦茶是最简单的。我们客家人出门在外会带一些家乡的茶叶,如果上火口舌生疮了,泡点茶喝下去,就舒服了。

但是喝茶喝凉药,上午喝就不会伤胃,下午晚上喝就会伤胃。下午晚上属于阴,上午属于阳,上午阳气足,你再喝点茶就不伤胃。所以喝茶也要讲时机。

胡黄连苦，治劳骨蒸。身体虚劳，骨里头蒸蒸发热，胡黄连可以清骨头里的热。更年期，或者熬夜时间长以后，骨头里蒸蒸发热，六味地黄丸加胡黄连可以治疗。

有一方清骨散，专门清阴虚发热。你看汽车水箱没水，越开车底板就会越热。

人如果熬夜了，阴伤血少，很容易心烦气热，动不动就上火，吃清热药没用。但是给他用滋阴药加水就有用，清骨散里用地骨皮、甘草、知母养阴血，再配合青蒿、胡黄连、银柴胡、秦艽、鳖甲清热。

清骨散清热养阴，就可以治疗阴虚发热。

我碰到一些口腔溃疡很严重，又经常熬夜的患者，他们说喝了大量的凉茶，甚至药茶都喝了，也没有效果。

我给他们开清骨散，他们吃了就好了。因为他们是虚热，不是实热。

小儿疳痢。小孩子疳积痢疾，可以用胡黄连

治疗。

还有个方子叫肥儿丸,功效很厉害的,由焦三仙(焦山楂、焦麦芽、焦神曲)、四君子配合胡黄连等药组成。

肥儿丸可以治疗小孩子身体很消瘦,饭又吃不下,肚子鼓鼓的像皮球,即疳积。我们去网上可以直接买到肥儿丸,小孩子一吃,肚子的积滞消下去,人又长得非常丰满。

很多小孩子经历过疳积,为什么呢?因为小孩儿生长发育很迅速的时候,会吃大量的东西,往往超过了胃的负荷,食物就会积在肚子里面,引起不舒服。

盗汗虚惊。晚上冒汗和容易受惊吓可以用胡黄连。

好,我们再看,喂养孩子其实很简单,你给他多少食物,不如让他饿肚,怎么让他饿肚呢?带他去跑步。

我还作了一首打油诗:与其给人食物,不如让人饿肚,如何让人饿肚,带他多去跑步。哈哈。

我们给一个人一种食物，不如给他一种食欲。上等父母养孩子，要把他食欲养出来。

你看不会烧火的人，会被柴火呛得像熏地鼠一样，把柴火拼命往里塞，不留空间，结果不仅火燃不起来，还直冒乌烟；会烧火的人，一根一根地放柴火，放到七成满，留有空间，火却烧得很旺。

胃肠有空间才能蠕动，消化就会彻底；胃肠没空间，消化就慢，甚至腻滞，腻滞就乌烟瘴气，乌烟瘴气看什么都烦。

孩子对你暴躁，跟你拍桌子瞪眼的，一般就是你给他吃太好，吃太饱，给他腻住了。这段时间里搞点肥儿丸也行，消积丸也行，或者保和丸，让孩子吃吃，肚子知道饿的时候，他就知道感恩了。

使君曰温。使君子是温暖的，是最安全平和的杀虫驱虫药。

消疳消浊。使君子可把虫驱出体外，也可以把疳积浊气排出体外。

使君子有一种很厉害的功效，就是可以治疗

小便如米泔水一样，浊浊的，这在我们当地叫作尿缸角。使君子治尿浊，消疳积。

泻痢诸虫。腹泻或者肚子里有虫积，可以用使君子治疗。

总能除却。使君子总能把虫积驱逐掉，使君子散就是治疗蛔虫，小儿疳积的妙方。

这个大家可以参考，使君子散由使君子、甘草、川楝子，还有芜荑四味药组成。

一般用这些消虫药，有人要加人参、白术健脾，因为消虫药伤正气，而且脾气健运，那些虫就不会再来。这就好比我们把屋子各方面修好，把纱窗装好，蚊虫就进不来，所以脾胃一巩固，那些虫害就会逃走。

好！今天就到这里，更多精彩在明天。

方药集锦

1. 颈部硬结物（肿块、痰核、瘰疬、瘿瘤等）

海带、海藻、昆布、瓦楞子。

2. 妇人血块、瘀血、子宫肌瘤

桂枝茯苓丸加瓦楞子、乌贼骨，或加一些海藻之类的药物。

3. 男子痰结凝固在咽喉

含化丸，海藻、昆布、瓦楞子、海带、海蛤壳等咸味药。

4. 一切气血积聚

瓦楞子丸（瓦楞子跟醋制成丸）。咽喉部的积聚，可加玄参、贝母、射干；胸胁肋部的积聚，可加枳壳、桔梗、郁金；腹部的积聚，可加小茴香、厚朴；子宫的积聚，可加茯苓、乌药；脂肪瘤或类似的积聚，可加苍术、鸡矢藤。

5. 脸斑

黄芪30克，当归5克，川芎5克，皂角刺5克。

6. 经常泛酸吐酸水的

胃酸丸（瓦楞子、乌贼骨、陈皮打成粉后糊丸）。

7. 鼻衄不止

一味煨棕榈炭研粉，米汤调服。

8. 血热妄行的，月经量大不止

棕榈炭、煅牡蛎两味药研粉。

9. 腹泻

棕榈炭配合干姜、诃子，收敛止泻。

10. 心浮气躁，失眠

醋拌点莲子心，或酸梅之类的。

11. 小便不利的或者淋证

冬葵子滑利。

12. 膀胱炎或尿道炎

冬葵子、车前子通淋利尿。

13. 妇人乳汁不通，

冬葵子、王不留行、路路通，使妇人乳通。

14. 老年人大便干涩难通

冬葵子、砂仁等份打成粉末，温酒送服。

15. 女子不孕、男子不育

赞育丹（淫羊藿、仙茅、肉苁蓉、巴戟天、熟地黄、附子、枸杞子等）。

16. 中老年人的手脚筋骨痹痛

仙灵脾（淫羊藿）、苍耳子、肉桂心、川芎、威灵仙。

17. 局部有湿疮、烂疮、黄水疮等

疮疡散（松脂又叫松香30克，乳香、没药各15克，樟脑3~5克，研成细粉）。

18. 老年人小便不固

覆盆子、芡实、金樱子，健脾补肾收尿固精。

19. 夜视较差

九子地黄丸（覆盆子、枸杞子、车前子、青葙子等，加入地黄丸）。

20. 体虚弱甚至绝

男子不育：五子衍宗丸（菟丝子、枸杞子、车前子、覆盆子、五味子），补充肾精，恢复生育能力。

女子不孕：乌鸡白凤丸补血。

21. 神志不宁的精神忧郁引起的失眠、烦躁

合欢皮、夜交藤。

22. 体质虚弱

合欢皮30克，夜交藤30克，生姜10克，大枣10克。

23. 愤怒不安，狂躁

单味合欢皮 30～50 克煮水。

24. 腰、肩、背都伤

合欢皮加四物汤，活血化瘀止痛。

25. 疮口日久不敛的

合欢饮（白蔹、合欢皮），收敛生肌。

26. 遗精梦遗

水陆二仙丹（金樱子、芡实），补肾固精缩尿。

27. 老年人秋冬天腿脚肿胀

楮实子、赤小豆、茯苓、泽泻，若是气虚水肿的，还可以加点黄芪，补虚利水。

28. 面黑便难

郁李仁、火麻仁、杏仁、松子仁、柏子仁等仁类药。

29. 嘴唇瘀暗的

加用郁李仁，既能破血，也能润大肠燥。

30. 舌下静脉怒张

丹参。

31. 老年人水肿胸满

郁李仁配黄芪、薏苡仁、茯苓、冬瓜皮。

32. 疮痈

仙方活命饮。

33. 背部疮痈，隐痛

仙方活命饮加穿破石、丹参。

34. 带状疱疹

蚯蚓（地龙）捣烂外敷。

35. 狂躁，甚至发癫痫、抽搐

盐将地龙化成水服用。

36. 外伤、震荡伤

黄芪、党参、三七、丹参粉。

37. 痔疮肿痛便血

乙字汤加刺猬皮、槐花、地榆。

38. 小便不通的，或肚子胀，肝硬化腹水

蝼蛄炒香以后放些进去打成粉，或者捣烂后外敷。

39. 腰部酸痛，小便失禁

单味桑螵蛸研成散，白米汤送服。

40. 体内严重瘀血，大小便闭

夺命散（大黄、水蛭、牵牛子）专治跌打损伤瘀血肿痛冲心。

41. 严重的输卵管不通，不孕

处方中加水蛭、穿山甲。

42. 身体瘀血肿痛，局部包块

桃红四物汤加水蛭。

43. 目生翳障，或风热目赤

珍珠、冰片、紫贝齿研成细末，调成眼药水。

44. 流鼻血、吐血或者打伤

乌贼骨研成粉末，米汤送服。

45. 带下偏多

白芷散（乌贼骨、贝母、白芷、血余炭），专治白带过多。

46. 反酸胃炎

乌贼骨、贝母打成粉服用。

47. 中风或发狂

礞石滚痰丸（礞石、大黄、黄芩、沉香）。

48. 中老年人耳鸣耳聋

耳聋左慈丸以六味地黄丸为基础，加柴胡、磁石，聪耳明目。

49. 风寒湿痹，腰背疼痛俯仰不利

腰三药黄芪、枸杞、杜仲，再加狗脊、桑寄生、川续断、川牛膝，泡酒或煎汤。

50. 跌打损伤或者交通意外伤，局部痛不可忍

金疮粉（骨碎补、自然铜、龟甲、没药研成粉末）每次服2~3克，活血化瘀，又能修复骨节筋骨疼痛。

51. 中老年人满口牙隐隐疼痛

重用一味碎补，补肾止痛。

52. 耳鸣或者脚跟痛

六味地黄丸加骨碎补100克。

53. 妇人倒经

一味茜草30克煮水，加点酒。

54. 经带崩漏

生用茜草可以活血化瘀，炒炭用可以止血。

55. 各类血热出血

十灰散方。

56. 贫血闭经、痛经

多用当归、熟地。

57. 瘀血闭经、痛经

多用川芎、赤芍、桃仁、红花、王不留行。

58. 鼠瘘、瘰疬、恶疮

狼毒跟蒲公英各60克左右，煎熬成膏外敷。

59. 肠肌肉、肝囊肿

狼毒、旋覆花、附子捣烂以后制成蜜丸,每次服几丸。

60. 严重的痤疮

百部 50~80 克。

61. 老年人耳鸣,须发早白

二至丸(女贞子、墨旱莲)。

62. 咳嗽久不愈

小百劳散(罂粟壳、乌梅)。

63. 夜盲

夜明砂、苍术、枸杞。

精彩回顾

1. 天降福人以病，或者天降福人以逆。
2. 古人云：萱草忘忧，合欢蠲忿。
3. 修命不修性，修行第一病。
4. 若人向老，下元先亏。
5. 面黑者必便难。
6. 蚓无爪牙之利，筋骨之强，上食埃土，下饮黄泉，用心一也。
7. 非蛇鳝之穴，无以寄托者。
8. 不要贪嘴，饮食要清淡。
9. 运动不可以缺少，不要懒，懒生百病！
10. 带刺能穿破，卷团能收缩。

11. 呼吸浅者寿命浅，呼吸长者寿命长。

12. 万物相生相克，相克能更好相生，相生最后也会辅助相克。

13. 少吃多滋味，多吃少滋味，吃腻了没滋味。

14. 怪病多由痰作祟。

15. 诚心一片磁心石，不指南方誓不休。

16. 百病皆要练深呼吸，呼吸长者命长，呼吸短者命促。

17. 心逐二兔，则一兔不可得。

18. 伤筋动骨一百天。

19. 治风先治血，血行风自灭。

20. 经脉一松百病息，一紧万邪起！

21. 正人要用其德，小人要用其功。

22. 上病下治，下病上治，头病医足，足病医头。

23. 凉降之药，能降火；温暖之药，能够让血管调柔。

24. 笼鸡有食进庖厨，野鹤无粮天地宽。

25. 贫贱能生勤俭，勤俭能生富贵，富贵生骄奢，骄奢生淫欲，淫欲生贫贱。

后 记

有网友发来图片,里面的内容是他每日摘抄的中医普及学堂发布的文章。

字体隽永,赏心悦目。

我看了心中都很愉悦,感叹这种带着优雅享受心态去修学的状态。

我看到很多学生,常常在古籍经典前望而却步,难有寸进。

如果在学习过程中,没有乐趣欢乐,只是痛苦难耐,怎么能够持久地坚持下去?

在求学的道路上,一定是充满欢声笑语的,

这种乐学的心态,才是我们真正要用心把握的。

试着,不带任何目的,只是安静地,如品一杯清茶般,去享受你的学习时光吧!

《〈药性歌括四百味〉白话讲记⑤》已经完成,敬请期待下一部。

神在手前　意透其中　如网天罗无病能逃

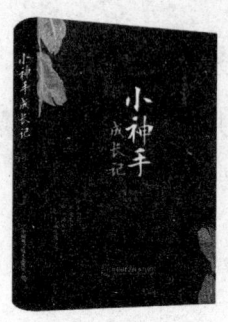

小神手成长记
曾培杰　汪雪美　编著
定价：35.00 元

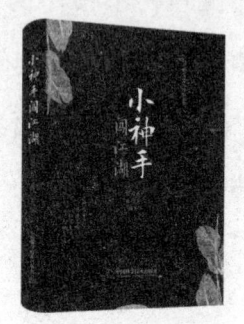

小神手闯江湖
曾培杰　汪雪美　编著
定价：35.00 元

《小神手成长记》主要记载了作者教授十里八村的儿童明理、认穴、推拿治病的各种小故事，也是真实的治疗案例。作者曾培杰借用生活中的常识、现象来重新解读中医推拿按摩中常运用到的理论。作者以别样的角度重新命名这些难懂的中医推拿专业理论术语，显得活泼有趣又直接明了，如"春阳融雪理论""摇井理论""泄洪减压理论"等 40 个理论。并为这些理论编写了通俗易懂、朗朗上口的口诀，便于记忆和传播。全书语言风趣幽默，将枯燥的理论改头换面融入一个个小故事中，兼具了趣味性和学术性。适宜广大中医药爱好者和热衷于保健养生的人群阅读参考。

《小神手闯江湖》是《小神手成长记》的姊妹篇，也是这一系列中的实践操作篇。本书作者曾培杰结合自身多年的临床经验，博采众长，详细讲述了头面五官科疾病、消化系统疾病、皮肤科疾病、妇科疾病、泌尿系统疾病等 100 种疾病的中医推拿治疗方法和简单的方药。作者细致地讲解了每一种疾病，并附有症状、治法、调养宜忌和真实病例。全书结构条理清晰，语言通俗易懂，教授的方法简单易学。适合中医药临床工作者和广大中医药爱好者借鉴参考。

纷繁的世界里，有个中医的"桃花源"
闲来干干农活，看看田间的"扁鹊"

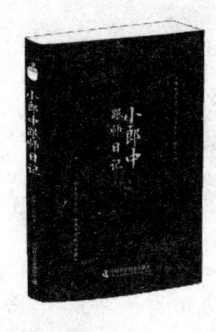

小郎中跟师日记
曾培杰　丁润雅　著
定价：28.00元

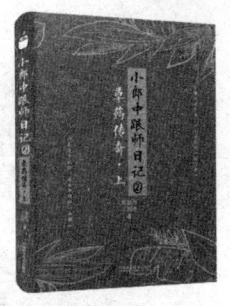

小郎中跟师日记②：草药传奇（上）
曾培杰　丁润雅　著
定价：30.00元

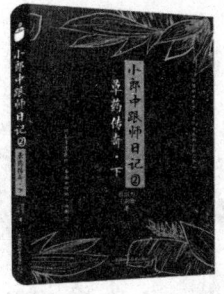

小郎中跟师日记②：草药传奇（下）
曾培杰　丁润雅　著
定价：30.00元

　　一位资深的医护工作者在重病之后，深切地体会到中医学的珍贵，毅然决然地从湖南来到广东省揭阳市五经富镇，登门拜师，跟随曾培杰医生学习中医。并用日记的形式记录下作者每日跟诊学习的收获和在田间劳作的乐趣，把曾培杰医生诊治诸多疾病的临床经验和学术思想，淋漓尽致地展现出来，也原汁原味地描绘出作者在这个美丽的南方小镇中生活的画面。通过作者每日跟诊学习的积累，可以看到中医师带徒这一教学模式的独特之处，在跟诊抄方之中，把中医之道传承下来。

一入中医之门，便像上了云山，白雾缭绕，使人昏昏昭昭。
愿这些医生能为诸君拨云见日……

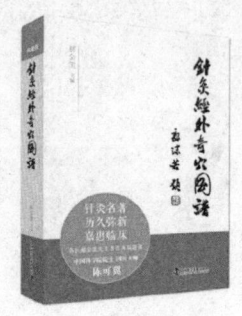

一片白云横谷口 几多归鸟尽迷巢……

定价：182.00 元

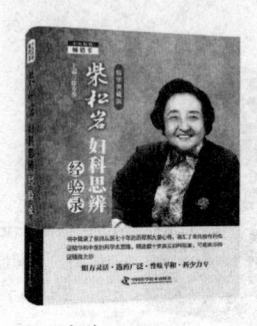

定价：49.80 元

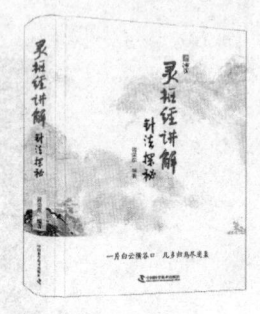

定价：128.00 元

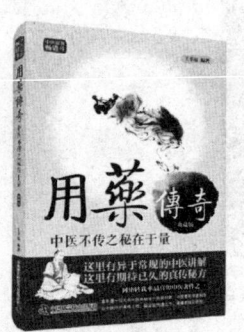

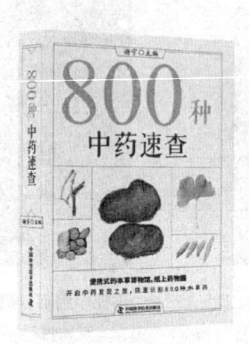

定价：35.00 元

定价：35.00 元

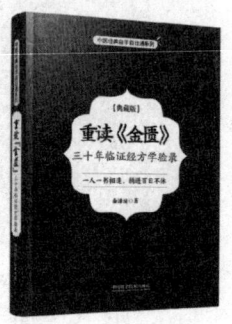

定价：48.50 元

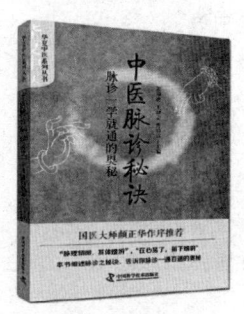

定价：29.50 元

定价：29.50 元

定价：35.00 元

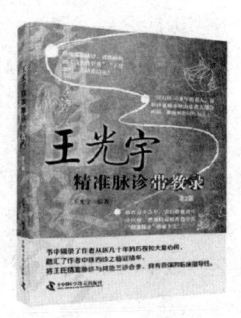

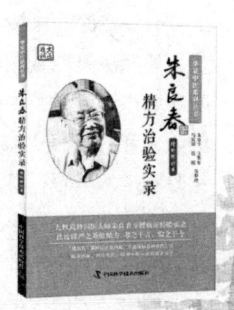